Acupuntura, Embriología y Ginecología

Prof. Juan Pablo Moltó Ripoll

Editorial PNA ®

Datos de autor:
1 edición 2021
© derechos de edición y autor reservados.
Juan Pablo Moltó Ripoll. 21663675K
www. psiconeuroacupuntura. com
www. acupunturacientifica. com
www. cienciasdelaacupuntura. com
© **Juan Pablo Moltó Ripoll**
Diseño de edición equipo de PNA.
ISBN: 9798533070386 Sello Independently y published
Cualquier forma de reproducción, distribución, comunicación pública o transformada de esta obra sólo puede ser realizada con la autorización de su titular. Comuníquese con el titular wapp +34 607861099

Al proceso llamado vida, engendrado en el vientre de las madres. A mi madre

Tabla de contenido

Prologo   **11**
    Introducción   13

CAPÍTULO 1. EMBRIOLOGÍA DESARROLLO DEL SER   17

Biología del desarrollo y Medicina China   17

Fisiología energética del proceso del desarrollo   24

Los Ocho vasos maravillosos: Qi Jing Ba Mai   26

Historia de los Qi Jing Ba Mai, vasos maravillosos   29

Embriología y Medicina China.   32

Formación del soma   42

Los cuatro campos morfogenéticos   48
    1º capa de morfogénesis: Campos morfogenéticos regidos por los
    meridianos maravillosos   49
    Campos morfogenéticos regidos por los zang y los fu.   53

CAPÍTULO 2. FISIOLOGÍA ENERGÉTICA EN GINECOLOGÍA   61

Útero, envoltorio del Yin   61
    El YuanQI   62

La Xue   62

Los Zang   62

Ciclo menstrual en Medicina China   65

Ciclo Yin   69

Ciclo yang   73

CAPÍTULO 3 ACUPUNTURA EN EL EMBARAZO   76

Puntos prohibidos en el embarazo. — 77
    ¿Qué dicen las evidencias científicas? — 79
    ¿Qué opinan los expertos? — 82

Conclusiones — 87

CAPÍTULO 4 AFECCIONES OBSTÉTRICAS. — 89
    Embarazo. — 89

Trastornos digestivos e intestinales. — 89
    Náuseas y vómitos: — 90
    Estreñimiento. — 98
    Pirosis — 99

Trastornos cardiocirculatorios. — 101
    Varices y hemorroides — 101
    Hipertensión y preeclampsia: — 105

Aparato osteomuscular — 110
    Dolor lumbar y ciática. — 110
    Dolor en la sínfisis púbica — 111

Medicina interna — 112
    Diabetes gestacional. — 113

Afecciones genitourinarias. — 114
    Cistitis. — 114
    Pielonefritis. — 116
    Uretritis. — 118
    Litiasis urinarias. — 118
    Retención e incontinencia urinaria. — 120
    Incontinencia urinaria. — 121
    Preparación del perineo. — 123

CAPÍTULO 4. PARTO — 125
    Inducción al parto. — 127
    Posición de Nalgas. — 132

CAPÍTULO 5. PUERPERIO. — 141
    Zuo Yue Zi — 141
    Depresión postparto. — 142
    Angustia y aprensión. — 144

Estrías y cicatrices en la piel.	145
Cicatriz de la cesárea	152

CAPÍTULO 6. LACTANCIA. 155

Hipogalactia.	155
Inflamación de las mamas y mastitis.	158
Grietas de pezón.	159

CAPÍTULO 7. AFECCIONES GINECOLÓGICAS, OBSTETRICIAS Y GENITOURINARIAS 161

Tratamiento de afecciones ginecológicas.	161
Síndrome premenstrual.	162
Alteraciones menstruales.	169
Dismenorrea.	169
Amenorrea, hipomenorrea y oligomenorrea.	173
Hemorragias uterinas.	176
Menopausia.	178
Infecciones e inflamaciones vaginales.	185
Inflamaciones uterinas, pélvicas y ováricas.	187

CAPÍTULO 8. ACUPUNTURA COMO ADYUVANTE TERAPIA DE FERTILIZACIÓN IN VITRO 191

La infertilidad.	193

FERTILIZACIÓN IN VITRO 194

MECANISMOS DE ACUPUNTURA EN FIV 195

INVESTIGACIÓN EN ACUPUNTURA TERAPIA PARA FIV 198
CONCLUSIONES	200

CAPÍTULO 9. MODULACIÓN GENERAL DE LOS PATRONES 203

Acupuntura Centrada en el paciente **203**
    Regulación primera parte del patrón   209
    Regulación segunda parte del patrón   210
    Mo Ventrales, también llamados "Alarma".   211

BIBLIOGRAFÍA.   **227**

Prologo

Este libro describe a la perfección lo que yo veo en el profesor Juan Pablo Moltó: una manera diferente de entender a los clásicos de la Medicina China, desde el enfoque de la ciencia actual.

Con estudios científicos citados y desglosados; textos médicos propios de cualquier libro de ginecología occidental detalladamente explicados y enlazados a la visión de la medicina china, de manera que cualquier acupuntor o estudiante de medicina china pueda comprender e integrar; y, como no, citas y explicaciones de los grandes de la biología, este libro logra dar a la ginecología y la obstetricia una visión clara para que los acupuntores y médicos tradicionales puedan hacer tratamientos con una base científica.

Hablando del Qi y del Jing, pero también de embriogénesis y de epigenética, Juan Pablo nos hace llegar con explicaciones profundas pero sencillas las bases teóricas y prácticas que nos hacen falta para poder abordar enfermedades ginecológicas en consulta.

Cuando nos embarcamos, ya hace tres años, en la formación en Acupuntura para embarazo, parto y postparto destinado a matronas, acupuntores y fisioterapeutas, no había nada en el mercado que ayudase (con acupuntura) a una mujer embarazada a llevar un embarazo disfrutado, le ayudase a aumentar contracciones durante el parto....etc, por eso nos hace tanta ilusión que una persona tan respetada como Juan Pablo Moltó en el mundo de la Acupuntura lanzase este maravillosos libro que ayudará a integrar las dos Medicinas y a entender aún más cómo funciona la Acupuntura.

Sin duda, un libro imprescindible a la hora de abordar los tratamientos de una mujer embarazada. ¡¡¡¡¡Enhorabuena Juan Pablo!!!!!

Cris Rodríguez

Yolanda Dorado

(Escuela para la salud)

Introducción

Les guste o no a algunos gobiernos, la acupuntura es una ciencia complementaria que está reconocida por la OMS definiéndola como "conjunto amplio de prácticas de cuidados para la salud que no son parte de la propia tradición del país y que no están integrados en el sistema de salud principal".

El uso de estas terapias complementarias se ha incrementado en las últimas dos décadas (Ernst, 2000, Green and Johnson, 2015, Lam and Soh-Leong, 2014, Tiedje, 1998, Vas et al., 2007)[1] [2 3 4 5].

En España, según el Observatorio de Terapias Naturales del Ministerio de Salud y Política Social e Igualdad, un 95 % de la población conoce la existencia de la acupuntura o ciencias complementarias, según mis fuetes en el 2008[6] el 26% de la población había utilizado estas terapias. Y ya en el 2012 habíamos alcanzado el 40%[7].

*La demanda de tratamientos de acupuntura **ha crecido en España entre un 30 y un 40% este año con respecto a 2012**. "La aceptación de la acupuntura se ha disparado y no sólo aumenta el número de quienes desean formarse como médicos acupuntores sino el de especialistas que nos remiten pacientes".*

Se sabe que muchas mujeres optan por estas estrategias en vez del uso de medicamentos en el área de la reproducción. El campo de la salud reproductiva es una de las especialidades en las que el uso de las terapias es más relevante (Dennehy et al., 2010, Hall et al., 2011, Steel et al., 2011)[8 9 10], ya que muchas mujeres usan acupuntura durante el embarazo debido a los menores efectos secundarios de estas terapias respecto al uso de fármacos convencionales.

Es pues necesario trabajar en esta dirección para conseguir que la Acupuntura Científica este a la vanguardia.

Ahora bien, para llegar a este estatus de ciencia deberemos librarnos de un prejuicio muy anclado en nuestra profesión, y es que nos consideren pseudocientíficos.

Sinceramente creo que la única forma de conseguir esto es a través de una Acupuntura basada en la evidencia, ese es nuestro objetivo, por ejemplo:

El Qi no es energía, el Qi es Vida, y la vida necesita sin duda energía metabólica, sin embargo, es un epifenómeno mucho más complejo que la energía. La Medicina China es sin la menor duda la ciencia que estudia la vida como manifestación emergente de lo orgánico. La medicina occidental es la ciencia que estudia las leyes termodinámicas y en relación con ella la energía que manifiesta la vida. - Entender la vida de forma occidental es entender las estructuras mecánicas separadas que se unen según leyes sistémicas. -Entender la vida desde la perspectiva oriental es verla como un epifenómeno emergente de las sustancias que la componen.

Entonces la diferencia obvia, Occidente estudia las sustancias, Oriente se estudian las emergencias de estas. Es un hecho cada vez más real que Occidente está empezando a entender esta emergencia fenomenológica gracias a las nuevas teorías sistémicas en biología, por ejemplo, la Psiconeuroinmunoendocrinología, y es también cierto que la Medicina Oriental está tomando en cuenta las sustancias en su nueva y renovada actualización de la realidad. Creo que muy pronto las dos visiones se van a encontrar cara a cara en un nuevo y resplandeciente paradigma sistémico, y es ahí donde se encuentra la acupuntura científica:

Una ciencia actualizada al siglo XXI, una ciencia que intenta entender los textos antiguos bajo la mirada moderna. Sin la menor duda, no se puede avanzar sin preguntarse qué sucede hoy en día, pues el paciente del siglo XXI no es el paciente del siglo V.a C, toma medicamentos químicos potentes que bloquean funciones biológicas que los textos antiguos ni atisbaron a imaginar, debemos volver a pensar en las nuevas realidades y adaptar los estímulos biológicos producidos por la acupuntura a esas realidades. Ese es pues nuestro objetivo.

Y en el campo de la embriología la MTC tiene mucho que aportar, siempre entendiendo que nuestros ancestros no pudieron por razones obvias hablar de genes y de diferenciación celular, ni siquiera conocían la existencia de las células como tales, sin embargo, hoy sí. Este tratado toma ese conocimiento de miles de años y lo actualiza en el área de la embriología y ginecología con el objetivo de hacerlo más potente y poder llegar a más gente especializada.

Capítulo 1. Embriología desarrollo del ser

Todo empieza en una célula que nunca dejó de existir

Biología del desarrollo y Medicina China

La embriología, o mejor dicho en términos modernos; -*la biología del desarrollo,* es la ciencia biológica que se encarga de estudiar la morfogénesis, el desarrollo embrionario desde la gametogénesis hasta el momento del nacimiento de los seres vivos. En medicina china este proceso lo podemos entender bajo las teorías del Jing, en este caso el Jing como material genético y YuanQi como expresión de este. La expresión del YuanQi en la fase embriológica se observa en la formación del cuerpo. Ese YuanQi tiene que materializarse, y para ello utiliza los meridianos. Los meridianos son pues las metáforas utilizadas por la tradición en el desarrollo embrionario antes de conocer la genética moderna. Como sabemos las células para poder ir diferenciándose necesitan estímulos externos que las guíen, los llamados estímulos epigenéticos que van a diferenciar las células en sus diferentes linajes y así formar el cuerpo a nivel embrionario. Los meridianos (sobre todo los vasos maravillosos median esta función) actúan como señales epigenéticas (externas) en la formación del cuerpo. La formación y el desarrollo de un embrión es conocido como embriogénesis. Se trata de una disciplina ligada a la anatomía e histología.

El desarrollo de un embrión se inicia con la fertilización, que origina la formación del cigoto. Cuando finaliza el proceso durante el cual se generan todas las principales estructuras y órganos del producto (primer mes), el embrión se denominará feto. La teratología (Gr. teratos, monstruo) es la división de la embriología y la anatomía patológica que trata del desarrollo anómalo (anomalías congénitas). Esta rama de la embriología se relaciona con los diversos factores genéticos o ambientales que alteran el desarrollo normal y producen los defectos congénitos, necesarios de entender en un manual dedicado a la Medicina interna en Medicina china, pues muchas patologías se originan en este punto.

El desarrollo de la forma del embrión y posteriormente del feto y el neonato se debe de la morfogénesis mantenida por **los vasos maravillosos**. En Medicina China tenemos, como explicaremos más adelante, la teoría de los Qi Jing Ba Mai (vasos maravillosos) y las teorías de los diferentes Qi. Sin embargo, todo esto calza muy bien con la teoría del biólogo Dr. Sheldrake[11], que describe el advenimiento de las formas de una manera revolucionaria y diametralmente opuesta en general a la ciencia convencional, y esto es lo que voy a intentar explicar en este capítulo: cómo enlazar estas teóricas con el concepto de Qi y Meridiano y la embriogénesis.
Hay que decir que, si bien utilizo las ideas de **Sheldrake, no por ello me identifico con toda su obra**. De hecho, J.M.J Al-Khalili en su libro: Biología al límite lo considera un

pseudocientífico. Personalmente no voy a calificarlo en ningún sentido, sin embargo, Sheldrake señala algunas ideas que creo que pueden ser importantes.

Lo más sorprendente es que en cierto modo encaja con las teorías de la medicina china. En Medicina China siempre se habló de Meridianos o Qi como *campos energéticos*, pero muchas veces esto queda como una simple descripción. A partir de ahí, muchos teóricos entre los cuales me incluyo, hemos intentado explicarlos con diferentes acercamientos. Si bien unos teóricos dicen que son campos energéticos etéreos, otros dicen que son metáforas antiguas que hoy podemos explicar gracias a los nuevos descubrimientos de la biología.

Desde mi punto de vista, en realidad los meridianos **no** son campos energéticos, pues obviamente si fueran campos energéticos estaríamos hablando de materia, pues energía y materia son lo mismo, como muy bien explicó el famoso físico Albert Einstein y su célebre ecuación **$E=mc^2$**. Si por los meridianos transcurriese energía, la propia física los estudiaría a través de su modelo estándar con las teorías actuales, pues la energía está bien estudiada hoy en día. En la tradición oriental, siempre se habló de **Qi, no de energía**, el Qi es sin duda una interacción emergente de las cosas que lo mantienen (órganos). Ese Qi, si lo queremos definir, seria en todo caso el fenómeno de la vida, que se manifiesta a través de la construcción del ser (embriogénesis) que es lo que vamos a analizar en este punto.

Como señalamos anteriormente, existen varios tipos de Qi, en referencia a su función, sucede igual que con las células, todas tienen el mismo material genético, sin embargo, gracias a procesos bioquímicos unas se diferencian en unos linajes somáticos y otras en otros, con el Qi sucede lo mismo. Si bien, el Qi es Qi, dependiendo de su expresión se manifestará de una u otra manera.

En el caso que nos incumbe en este momento el Qi más importante en la embriogénesis es el YuanQi, que precisamente circula por los vasos maravillosos antes citados. Este YuanQi es el Qi primordial indiferenciado, un Qi que se asocia a las células madre (troncales) a través de estímulos externos (epigenéticos). Marchará orientando las células en sus campos morfogenéticos adecuados para formar al embrión – feto – neonato.

Estos campos morfogenéticos son sin la menor duda los meridianos descritos por la tradición en su función constitutiva del ser, pues una vez constituido el ser los propios meridianos se perfilan según sus funciones biológicas asociadas a su zang y fu. Es decir, tenemos un Qi primordial que posteriormente se va diferenciando en los diferentes Qi que se organizan en el cuerpo.

La energía es un término moderno que está bien definido a través de la física y la biología. Cuando los acupuntores queremos definir el Qi, muchos nombran la palabra energía generando en los expertos de la física y biología moderna una gran confusión. Cuando hablo con entendidos de la medicina china y les pregunto qué es el Qi, me responden: "es energía".

Y cuando yo les defino la energía según la ciencia moderna, me dicen que no, que es otro tipo de energía que la ciencia no puede conocer. Modestamente creo que la ciencia puede conocerla, pero si es "otro tipo de energía", ¿porque no se limitan a llamarla "QI" evitando este gran error teórico? **El Qi es Qi,** si empezamos por ahí ningún biólogo o físico nos retara con un asunto teórico. Ahora la cuestión es definir qué es ese QI, y ahí es donde entramos el siguiente asunto.

Me atrevo a pensar que los Meridianos son "campos" morfogenéticos que hacen que la materia se ordene siguiendo patrones de forma **"causación formativa"**. Es decir, son de algún modo los estímulos externos que señalan a las células en fase de diferenciación por donde tienen que ir, esto es diferenciarse, pues si esto no sucediera seriamos sopas de células amorfas. En la biología de la morfogénesis serían los patrones epigenéticos que determinan la diferenciación
celular, lo que se conoce como el valle o paisaje de Waddington.

El paisaje epigenético es una metáfora gráfica propuesta por Conrad H. Waddington para explicar el desarrollo de los organismos mediante la imagen de un paisaje compuesto por una superficie ondulante con cimas y valles, que representan las vías por las cuales se desplazan las células del organismo en su proceso de diferenciación. C.H. Waddington, considerado como el padre de la epigenética, es notable por sus aportes teóricos, que incluyen las nociones de asimilación genética, la canalización del desarrollo y el epi-genotipo. Estas ideas surgieron a partir de estudios experimentales en biología del desarrollo, los cuales resultaron en el descubrimiento del "organizador" en embriones de aves y, posteriormente, de fenocopias inducidas por factores ambientales en Drosophila.

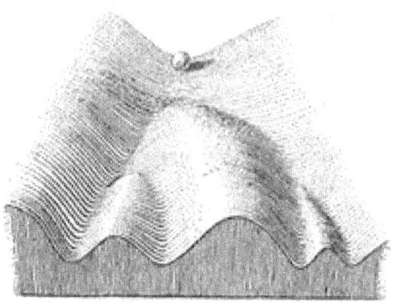

Estamos hablando de los estímulos bioquímicos y físicos que hacen que las células a través de la metilación vayan diferenciándose en diferentes linajes (zang-fu).

Campos (externos e internos) que hacen que la "materia" se ordene. Recuerden: Materia = energía. Por lo tanto, estos campos no son ni energía ni materia, son **interacciones entre las moléculas que determinan sus expresiones**.

Pero que son esos ¿campos?, en biología son los estímulos que hacen que las células sepan por donde deben de ir, qué camino tomar. Esos estímulos son sin duda procesos biomoleculares, son invisibles a nuestros ojos, pero sabemos que de modos muy concretos activan la expresión de unos genes (Jing) y no otros, dando lugar a diferentes fenotipos celulares, que darán en consecuencia con funciones diferentes (YuanQi).

De ahí que todas las células tengan el mismo Jing, pero no el mismo YuanQi,

Todas las células tienen el mismo ADN, pero este no se expresa igual en todas, y en consecuencia cada célula tiene una función. Una célula nerviosa tiene el Jing idéntico a una célula hepática, no obstante, una célula nerviosa expresa una información (YuanQi) diferente a la otra, en este caso célula hepática.

A estos estímulos biomoleculares los antiguos los llamaron meridianos, es decir, campos morfogenéticos.

Esos campos la tradición china los localizo y dibujo en el cuerpo (mapas de meridianos), para que a través de agujas u otros estímulos pudiéramos intervenir en el organismo.

Una vez el cuerpo ya está formado, esos campos biomoleculares que han ido diferenciado las células ya no tienen en el área de la morfogenética nada que hacer, pues el cuerpo ya está formado.
La medicina China, una vez formado el cuerpo, los dibuja en una serie de canales que lo integran todo, en este caso, es un mapa abstracto del sistema integrador de todo el cuerpo, es decir, el sistema Psiconeuroinmunoendocrino que actúa como red sistémica integradora y que la medicina china llamo "red de canales" y unió de forma magistral con la teoría del WuXing (cinco elementos).

Es aquí donde aparece el error teórico. Una vez el cuerpo esta manifestado, cuando hablamos de meridianos, estamos hablando de elementos físicos que muy bien se entienden bajo la Psiconeuroinmunoendocrinología.

Es pues necesario entrar de lleno en una parte de la medicina china muchas veces no bien desarrollada en multitud de trabajos. En este capítulo intentare sentar las bases del desarrollo del ser, basado en la embriología moderna y unido a lo que sabemos de medicina china. Sin duda esta aproximación es meramente superficial. Sobre los procesos de diferenciación celular y desarrollo se debería dedicar un manual entero, sin embargo, aquí solo dedicaremos un capítulo, pues debe de incitar el desarrollo de más investigación en esta área olvidada en la Medicina China.

Fisiología energética del proceso del desarrollo

Como en toda ciencia será necesario entender la anatomía y fisiología de lo que nos ocupa para poder desarrollar un enfoque plausible para poder aplicar estos conocimientos a la terapéutica. Estudiar los procesos fisiológicos de la mujer en relación con la ginecología es un tema que goza ya de literatura en este sentido. El embarazo, el parto, el postparto son temas altamente tratados, de hecho, hace poco mis colegas y amigas Yolanda Dorado y Cristina Rodríguez publicaron un libro[12] magnífico sobre ello. En este libro quiero abordar e l desarrollo del ser, la ontogenia del ser para poder entender el desarrollo del niño y poder entender cómo pueden surgir patologías vinculadas al desarrollo, enlazando todo esto con la ginecología y la medicina interna de estas especialidades.

Todas las formas de energía (Rong, Wei, Shen, ZhongQi, etc) están implicadas en el terreno ginecológico y embriológico, pero cabe destacar de entre ellas el papel de la energía *YuanQi*, por la considerable importancia que tiene en la embriogénesis y en lo ginecológico. Lo mismo sucede con los meridianos (Campos Morfogenéticos) todos tienen que ver con los procesos relacionados con la ginecología, sin embargo, *los ocho maravillosos* serán los más importantes.

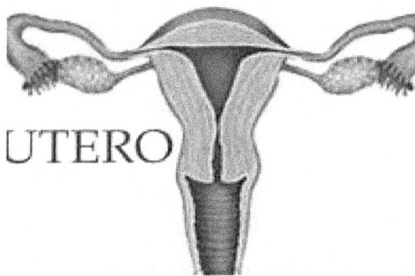

Es por este motivo vamos a empezar por aquí, pues antes de entrar en el campo de la ginecología me gustaría abordar la construcción del ser que sucede en el Útero, perteneciente al grupo de los seis órganos curiosos, llamado la envoltura de yin[13], donde se gesta la vida y se trasmite el Qi, pues eso es el Qi, **vida**. Y toda la vida en un ser humano debe de empezar en el útero.

Llamado Zi Bao: contenedor del Bebe.

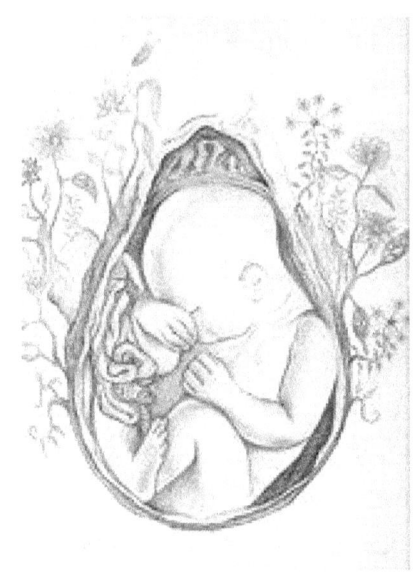

Los Ocho vasos maravillosos: Qi Jing Ba Mai

Sin duda en relación con la teoría de los Qi Jing Ba Mai hay muy pocos trabajos serios publicados, ahora bien, Sandra Liliana Gamba Ferrer de la Universidad Nacional de Colombia publico una de las mejores monografías al respecto titulada:
"Los ocho vasos Extraordinarios" (2017). Como resumen comentaba: *Los ocho vasos extraordinarios representan un nivel energético diferente al de los doce meridianos principales dentro de la Medicina China. Se **consideran reservas energéticas importantes**, a donde fluyen los excesos de energía de los doce canales principales, y de donde se*

*puede extraer dicha energía en caso de insuficiencia en estos canales. Por ellos **también circula una de las energías creadoras más importantes: el Jing Esencia**. Según los antiguos, sus puntos de apertura, también llamados puntos "maestro", tienen por sí solos efectos curativos importantes. Aunque comparten funciones en común, cada vaso tiene propiedades y campos de acción diferentes. Son una herramienta terapéutica muy valiosa principalmente en **patologías crónicas y complejas**.*

De su resumen hay tres puntos que me gustarían resaltar:

1ro su **acción de almacenar Qi** o extraerlo para situaciones de insuficiencia (xu), esta acción convierte a estos meridianos en sistemas **Alostáticos** de regulación sistémica. Creo que esta función es muy importante, pues nos ayudan a mantener al sistema bio-energético en óptimas condiciones para poder mantener una correcta alostásis sistémica. En este sentido, la mujer debe de tener un buen almacén de Qi y Xue, para poder fecundar. Es un hecho que la debilidad general del Qi y la xue pueden dar al traste con la capacidad de fecundación de la mujer y/o si fecunda tener consecuencias en su cuerpo, por ejemplo, debilidad de los dientes, cabello etc....

Existe un cuadro muy conocido en psiquiatría llamado depresión posparto, es causado por lo general por una perdida considerable de xue y qi sistémico, donde la mujer queda exhausta y en consecuencia genera una depresión asociada a una distonía neurovegetativa del tipo Xu.

Xu xue de Hígado y/o Corazón siendo este cuadro compatible con la alteración psiquiátrica.

Nota: *En Acupuntura Científica nombramos a los patrones como distonías Psico – neuro – inmune – endocrinas, siendo estas catalogadas en MTCh como patrones/síndromes.*

2do punto y quizás más importante, pues se relaciona directamente con la **embriogénesis**, tema que abordaremos profundamente en este trabajo. Sin duda, los Qi Jing Ba Mai tienen una relación importantísima con la morfogénesis de la constitución del ser.

En el Ling Shu, Su Wen y Nan Jing, se comenta que el Ren Mai, Du May y Chong Mai están estrechamente relacionados con el útero.

3ro lo más práctico en este asunto, -su **capacidad terapéutica en diferentes enfermedades crónicas**. Este punto es de suma importancia en dos tipos de patologías, a saber:

Las genéticas (Moltó 2019. Acupuntura y epigenética-De la Aguja al Gen) y **las oncológicas** (Moltó 2020. Acupuntura y Oncología-Forma u cáncer). En estos dos tipos de patologías estos meridianos y el qi que circula por ellos tienen mucho que aportarnos.

Historia de los Qi Jing Ba Mai, vasos maravillosos

Vamos a encontrar las primeras menciones a estos campos morfogenéticos en la segunda parte del capítulo Nei Jing del libro Huang Di Nei Jing Su Wen (Clásico del Emperador Amarillo,) (Dinastía Han, alrededor de 100 a 300 a.C.) por Ling Shu. Esto los sitúa en una antigüedad teórica de aproximadamente 300 a.C. También se hablan de ellos en el Nán Jíng (Clásico de las Dificultades) (Dinastía Qin y Han, 221 a.C. a 220 d.C.).

Nán Jíng, Sintetiza las vías y la sintomatología de estos canales, desarrolla la teoría energética de los mismos

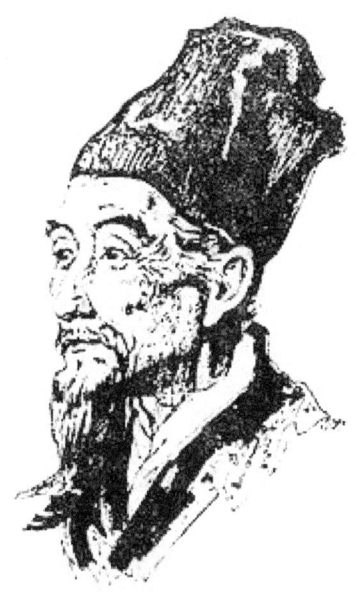

Según Matsumoto (1986)[14] La primera descripción completa y sistemática de los vasos extraordinarios, es encontrada en el Zhen Jiu Da Quan, "Libro completo de Acupuntura y Moxibustión" escrito por **Xu Feng en 1439 DC,** durante la Dinastía Ming, donde se describen los ocho puntos maestros o de tratamiento (puntos de apertura).

Ahora bien, la mayor obra sobre estos campos se asocia al texto completo dedicado a estos campos morfogenéticos (meridianos) del famoso **Dr Li Shi Zhen** (1518-1593) de la dinastía Ming. 奇經八脈考, en este tratado aborda y describe estos campos de una forma como antes nunca se había hecho.

A lo largo de la historia se les ha ido llamando de diferentes formas: Vasos extraordinarios por el Nan Jing (Canon de las dificultades), los llamaba así para poder distinguirlos de los principales.

En el año 1958 Chamfrault los nombrara vasos cardinales, al estar asociados a las ecuaciones del Feng Shui. A lo largo de la historia de uno de los mayores acupuntores modernos el Dr Van Nghi (1909-1999) los pasaría a llamar Meridianos curiosos que así sería como los conocería yo al ser alumno de uno de los mejores profesores que ha conocido España, el fallecido Miquel Aguirre Alumno de Van Nghi que dejo este legado en mi inconsciente. Niboyet (1913-1986) los pasa a denominar vasos maravillosos, teniendo una gran influencia este forma de llamarlos en muchos de los textos europeos de la época moderna, él decía que los nombraba así por su gran poder terapéutico y extrema eficacia, recorren todo el cuerpo, relacionándolo todo: meridianos, espacios fuera de meridianos y entrañas curiosas (FU JI HENG): cerebro, sistema endocrino, gónadas y útero…., estas son diferentes a las propiamente dichas (Hígado, Bazo, Estómago, Riñón...), ya que no son sistemas que generen o transformen energía QI. Las entrañas curiosas son especiales, atesoran energía ancestral (ZHONG). Nosotros en Acupuntura Científica los llamamos Vasos Maravilloso o Curioso por seguir la tradición europea.

Como se denominan:

- Du mai – Vaso gobernador
- Ren mai – Vaso de la concepción
- Chong mai – Mar de la Sangre o Canal vital
- Dae mai -Vaso Cinturón
- Yin wei mai – Canal regulador del Yin
- Yang wei mai – Canal regulador del Yang
- Yin qiao mai – Canal de la movilidad del Yin
- Yang qiao mai – Canal de la movilidad del Yang

> Cigoto: célula que resulta de la unión de las células sexuales masculina y femenina y a partir de la cual se desarrolla el embrión de un ser vivo

Embriología y Medicina China.

La vida, y con ello el desarrollo del embrión empieza en un punto, un punto que energéticamente se asocia al centro de los riñones, el Ming Men. Como todos podemos deducir, la creación del nuevo ser se da en la unión de este con su madre.

El ser en su momento más reducido "cigoto" debe generar un embrión, este se generará por la división del cigoto en varias células que configuraran al embrión.

El embrión dará lugar a la mórula, y de la mórula pasaremos al Blastocito, este generara una capa de células que darán lugar a la placenta, y esas células flotaran dentro de este Blastocito generando un cordón umbilical que dará paso a la formación de ese ser. Ese cordón y esa unión generara esa formación en el epicentro de la **morfogénesis, ese epicentro es el Ming Men**, por ello, una vez formado el Ser, este centro de formación estará en el centro de los dos riñones, siendo la raíz de los doce meridianos, el fundamento de los cinco órganos yin y seis yang, y como dicen los clásicos fuente **del San Jiao.**

Se dice del **El San Jiao** que es Fu sin forma. Se relaciona muy estrechamente con el Maestro Corazón. Siendo el San Jiao los tres espacios que se forman al mismo tiempo con el Maestro Corazón. El Maestro Corazón configura todo el tejido fascial del organismo, siendo las fascias que dan sentido a las tres capas embrionarias, a saber; ectodermo, mesodermo y endodermo.

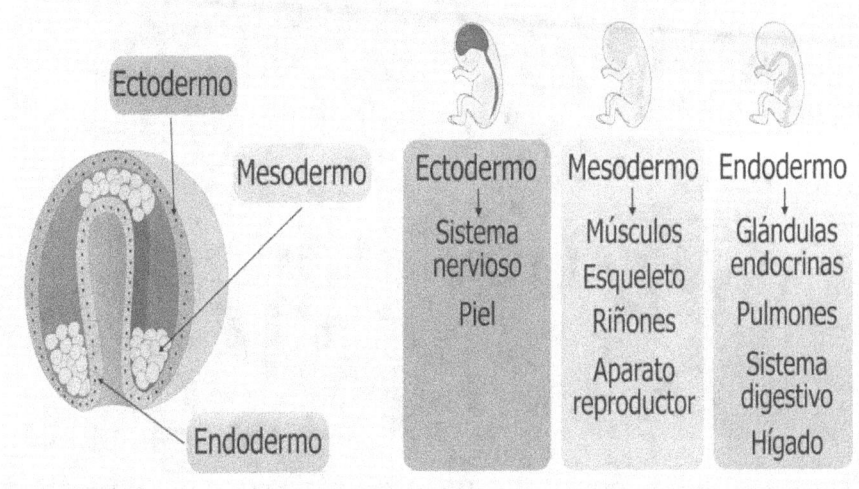

El San Jiao y el Maestro Corazón son las primeras manifestaciones de los ocho vasos maravillosos.

El maestro corazón crea toda la red de fascias que lo comunican todo en el cuerpo humano. Esa red genera las tres cavidades que a su vez generan el San Jiao, y estas tres cavidades junto con el Maestro corazón los tres tejidos primordiales: ectodermo, mesodermo, endodermo.

Sin embargo, antes de formar las tres cavidades, en primer lugar, la cavidad donde se engendra al niño contiene el

líquido amniótico, siendo la primera manifestación del Maestro corazón y San Jiao.

Saco vitelino, maestro corazón y líquido amniótico San Jiao.

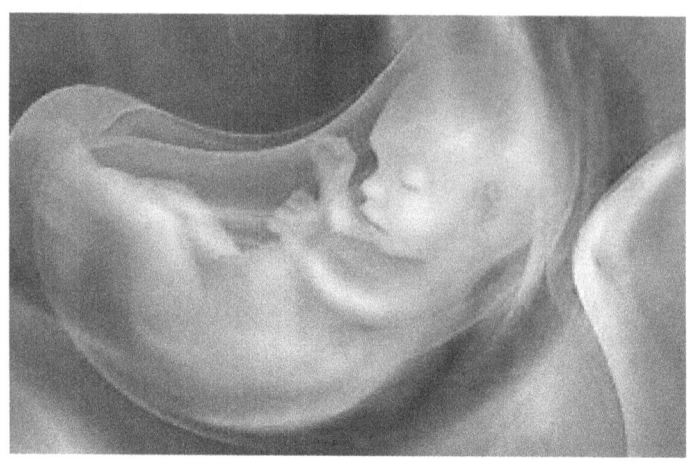

Nuestros padres nos entregan a través del coito el Jing (genes) y el YuanQi (información) necesarios para que el útero (órgano curioso) Envoltura del yin, se unan las dos energías Fuego ←→ Agua (yin-yang) y se manifiesten a través de los ocho vasos maravillosos los primeros esbozos del ser en desarrollo.

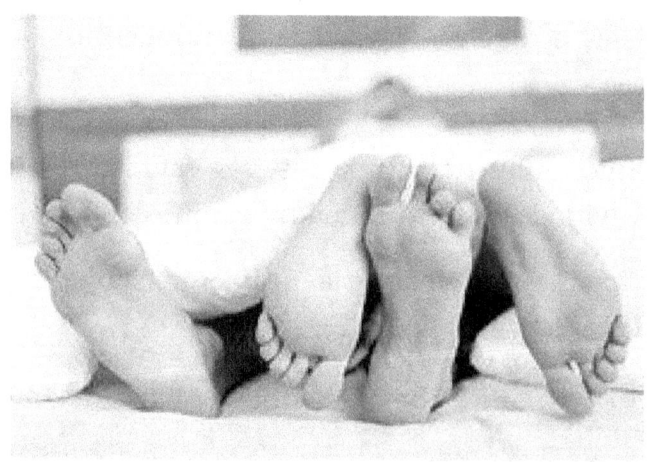

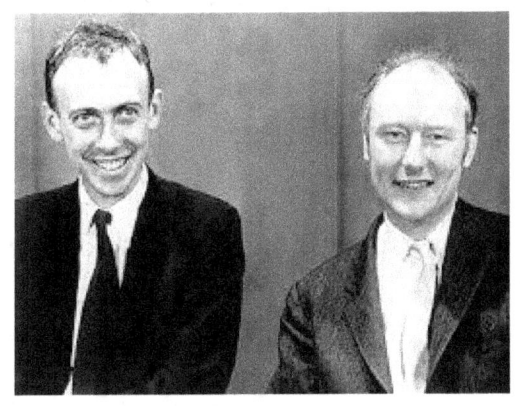

Como citan los clásicos estos canales se relacionan con el Jing del Riñón, de algún modo lo transportan. Es obvio que nuestros ancestros no pudieron conocer la existencia del ADN, pues el descubrimiento de estas moléculas que median la herencia se llevó a cabo en el siglo pasado por Watson y Crick. Este Jing material debe tener su binomio asociado como nos tiene acostumbrado la Medicina China, este binomio será inmaterial, en este caso será el tipo de Qi más fundamental que existe, **el YuanQi**. Entonces, el Jing está formado por una materia ADN que nos manifiesta una información a base de un código (Bases nitrogenadas) ese código es el YuanQi. El Genotipo se manifiesta en el fenotipo a través de estas funciones descritas por nuestros ancestros con la metáfora del Ming Men. Ese movimiento en el Ming Men genera y producen el yinyang de todo nuestro cuerpo, representado por la pulsación del yinyang en un fenómeno llamado Qi, que no es más que la expresión de la vida en la propia materia. El misterio de la vida, aquí se entiende de una forma bioenergética.

Como señala Matsumoto Los tratados Nan Jing y Daoísta, usan el término la **"no forma"**, para referirse al origen de las energías humanas dentro del cosmos. De acuerdo con los taoístas, el concepto "no forma" es Tiny Jing, y es el precursor de toda substancia material.

Hoy sabemos que la no forma es la información que se mantienen a través de códigos. Esos códigos físicos, biológicos etc.... son información, que necesita una sustancia para manifestarse, sea esta sustancia el propio cosmos, con sus leyes físicas, o las sustancias orgánicas con sus leyes biológicas. De estas "no formas" surge el de Tai yi, de donde todo lo demás se materializa. La no forma crea la forma, el cuerpo, el cual es animado y transformado constantemente por el Shen, llamado también espíritu. La "no forma" es interpretada como la matriz universal de energía, de donde brota toda la materia, animada o inanimada. Sin duda, este punto es de algún modo muy vitalista, punto que deberemos de aclarar pues la teoría del biólogo Sheldrake nos habla de esa matriz a través de sus campos morfogenéticos, que en cierta parte se puede comparar a los conceptos de la medicina china, siempre y cuando no se haga una exposición muy metafísica de la misma.

Todo el desarrollo del embrión como sabemos ocurre en el centro del abdomen en la parte baja, allí se generan los primeros campos morfogenéticos (meridianos) que dan lugar a las formas. Esa zona regida por el útero y asistida por el centro de la morfogénesis es el **Ming Men.**

Como sabemos los Cuatro Vasos Maravillosos que están en relación con la energía de los riñones son; tres directamente: *Chongmai, Remain* y *Dumai* y uno indirectamente: *Daimai* por intermedio del meridiano distinto de riñón, que penetra en el riñón orgánico y sale a la altura del punto 23 V (*Shenshu*).

Debemos de saber que los vasos maravillosos van a dirigir la morfogénesis a la hora de la ontogénesis del ser, el primer vaso que se forma como campo de acción deberá de ser el Dai Mai, pues es el único que actúa dividiendo el yin del yang.

Esta función a nivel molecular es imprescindible pues como sabemos la célula debe de dividirse en dos, la meiosis en las células progenitoras y la mitosis en las células somáticas.

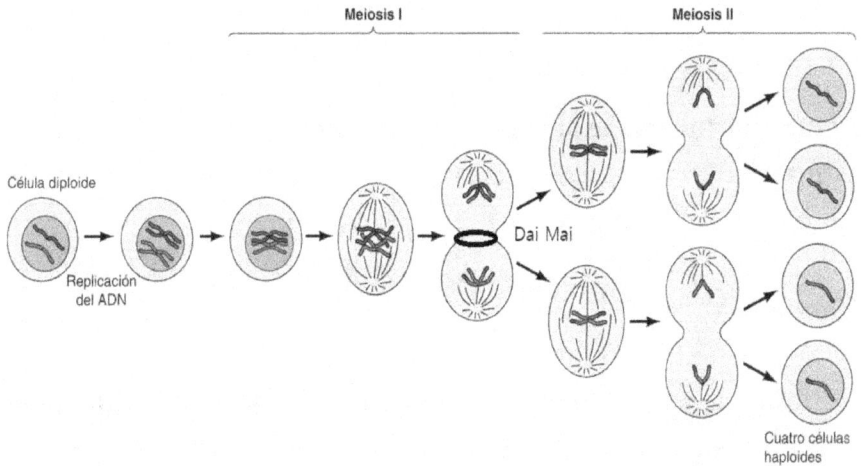

El Dai Mai.

Los textos antiguos dicen que "el Dai Mai reúne todas las Vasijas para que no circulen en desorden". Sin la menor duda, reunir las vasijas (célula es una vasija que contienen la vida) el Dai Mai las contiene y las divide, para su creación. Si pierde el control de este orden en embriología puede dar lugar al aborto y en medicina interna una vez el ser ya está formado, esa pérdida de control lo podemos ver en patológicas como el cáncer.

El Dai Mai es el meridiano que estimula la división celular.

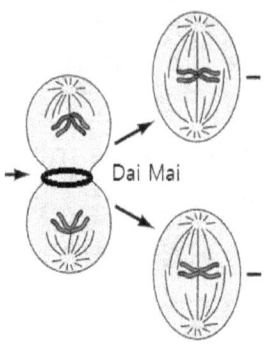

Actúa del mismo modo en la meiosis que en la mitosis, es el campo que se necesita para las divisiones en el embrión (cigoto-embrión-blastocito).

Chong Mai.

El siguiente campo que debe de manifestarse será el que ancle a este blastocito al útero, función de este campo atribuido al **Chong Mai**, es por ello por lo que se le atribuye el origen de todos los vasos maravillosos, es el océano que comprende a todos los mares. Tiene dos trayectos: interno y externo. El trayecto interno, es el que afecta el sistema reproductor ya que nace en el riñón energético (*Migmen*), del progenitor, va a los órganos genitales y sale por el 1 RM (*Huiyin*), una rama va al 4 DM (*Migmen*) (rama ascendente interna), una rama anterior hasta el 4 RM (*Guanyuan*), al 11 R (*Henggu*) donde inicia su trayecto externo.

Ren Mai y Du Mai.

De este campo surgirá el Ren Mai también llamado vaso concepción pues el propulsor de los meridianos yin y al mismo tiempo el Du Mai o vaso concepción que será su Binomio como no podía ser de otro modo mar de todo el yang.

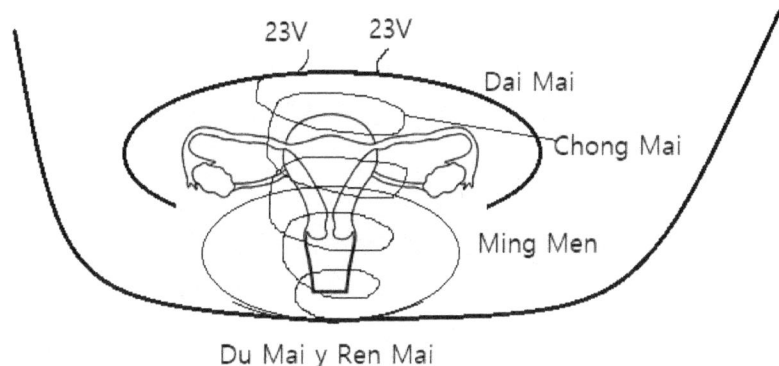

Du Mai y Ren Mai

La embriogénesis ocurre en el **centro energético**, en el abdomen bajo, Ming Men, es aquí donde se transciende de la no forma a la forma, estos 4 vasos maravillosos engendraran a los otros cuatro; Yang Wie, Yin Wie, Yang Kiao, Yin Kiao. Pero recordemos: su materialización vendrá determinada por el Binomio: San Jiao y Maestro Corazón, considerados los zang y fu sin forma.

Podríamos decir que existen dos fases en la consolidación de los meridianos:

A) **Fase potencial-formativo**, formada por el JING (Genes) y la información YUANQI. En el útero o huevo se forman los primeros campos morfogenéticos: vasos maravillosos. Los vasos maravillosos en este caso son las influencias externas a las células que hacen que se vayan diferenciando en cada linaje somático. Al principio estos campos están fuera de las primeras células, para posteriormente introducirse en lo más profundo del cuerpo formado. (ver dibujo siguiente)

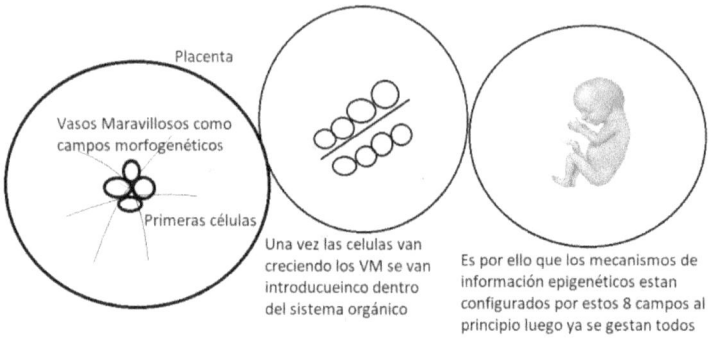

B) Fase manifestada, el Jing y el Yuanqi van formando los sistemas orgánicos, estos sistemas orgánicos están todos conectados por el sistema nervioso-vascular-endocrino. A estos tres sistemas, la medicina china los llamo meridianos (paquetes linfoneurovasculares) y obviamente son materia, y se trabajan con estímulos físicos: acupuntura, fitoterapia etc…

Me explico, hoy en día se sabe que existen unas fuerzas que afectan la expresión de los genes, estos van expresando su material genético y así configurando al ser, es decir, dándole forma. Esas fuerzas son lo que Sheldrake llama campos morfogenéticos, y que a medicina china llama meridianos (en fase potencial-yuanqi), sin embargo, estos meridianos están presente de dos maneras.

A) En potencialidad formativa, y
B) Manifestados en materia.

Entonces podríamos decir que existen dos tipos de manifestación del meridiano, una pre-manifestación orgánica, en este caso actúan como campos morfogenéticos y que la tradición explica como Yuang-Qi, y otra post-manifestado, que se explicaría bajo las teorías de la Psiconeuroinmunoendocrinología.

Como el lector puede ver, usamos la palabra Campo y Morfogenético, deberemos explicarlas para poder seguir entendiendo la propuesta.

¿Qué es un campo? Son *regiones autoorganizadas de influencia*, análogas a los campos magnéticos y otros campos conocidos en la naturaleza. Quiero subrayar que la palabra campo morfogenético es reconocida por la biología moderna, el problema es que nadie sabe cómo funcionan estos campos, y menos aún cómo se manifiestan las formas. Hoy esos campos se entienden en biología como factores epigenéticos.

> La **epigenética** (del grioego *epi, en* o *sobre*, -genética) es el estudio de los mecanismos que regulan la expresión de los genes sin una modificación en la secuencia del ADN. Establece la relación entre las influencias genéticas y ambientales que determinan un fenotipo.

Los campos, al igual que a los organismos que dan forma, evolucionan. De ahí el siguiente termino: Morfo: forma y genético: evolución y transferencia de la información.

La Medicina China a esa evolución la llama YuanQi, esencia anterior que es trasmitida por nuestros ancestros.

Estos campos morfogenéticos tienen una historia y contienen una memoria intrínseca que les permite el proceso que R. Sheldrake denomina *resonancia mórfica*. Esa memoria está depositada en el Jing-yuanQi. La medicina china siempre la explico a través de la teoría del Yuan-Qi, es decir, la información que heredamos de nuestros progenitores, y que a su vez heredamos de nuestros ancestros.

Formación del soma

Como sabemos según la MTC tendríamos dos etapas: la primera, *Cielo anterior*, antes de la concepción y la segunda, *Cielo Posterior*, después de la concepción. Nos vamos a centran en la etapa posterior. Una vez nuestros progenitores han copulado y han diseminado sus células diploides, estás se unirán según el siguiente orden:

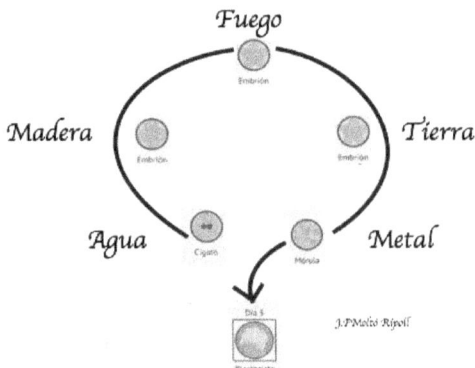

Agua.
Fase inicial, donde se divide la primera célula cigoto.

Madera.
Estas dos células, ahora se dividen en cuatro y pasamos al primer estado del embrión.

Estamos en un estadio muy interesante, pues de cuatro células pasamos a ocho, y ya hemos **generado tres campos morfogenéticos generales**, y ocho específicos.

Fuego.

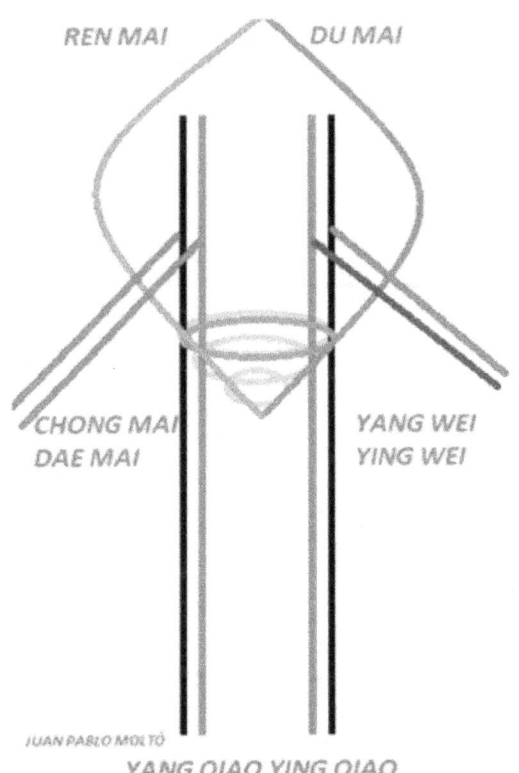

Los tres campos morfogenéticos generales son:

Ectodermo → San Jiao Superior

Mesodermo → San Jiao Medio

Endodermo → San Jiao Medio.

Una vez generadas las tres capas embriológicas, ya están siendo asistidos por los vasos **Meridianos Maravillosos**. De estos meridianos surge el molde para que colapse la energía fundamental, ese molde causativo inicial lo podemos ver en la figura, siendo las demás familias de meridianos secundarías en esta función, aunque por supuesto también participan.

Podemos decir que los vasos maravillosos están compuestos por **células madre, estas células podrán ir generando más células hijas que sigan ese recorrido marcado por ese patrón (meridiano maravilloso) y de ese modo generar los tejidos.**

Entiendo pues que la esencia de nuestra forma depende de este entramado de meridianos. Rupert Sheldrake nos ha enseñado la teoría, la MTCh nos enseña los hechos.

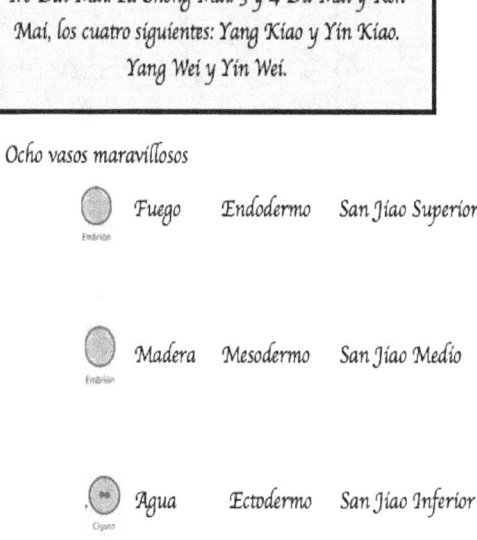

1ro Dai Mai. 2d Chong Mai. 3 y 4 Du Mai y Ren Mai, los cuatro siguientes: Yang Kiao y Yin Kiao. Yang Wei y Yin Wei.

Ocho vasos maravillosos

- Fuego — Endodermo — San Jiao Superior
- Madera — Mesodermo — San Jiao Medio
- Agua — Ectodermo — San Jiao Inferior

Como señalamos, cuando estamos en la tercera división, ya se han formado los campos morfogenéticos que configuran las tres capas embrionarias y que la tradición metafóricamente llamo San Jiao, (Moltó 2020).

Por otro lado, y muy importante: el San Jiao no se puede formar sin su acopado que es el Maestro corazón, que como sabemos **configura las fascias.** (Moltó 2018. Liu Zhen 2019).

Tierra
    De ocho pasamos a dieciséis.

Metal
    Fase muy importante pues ya tenemos la mórula, ya hemos pasado las cinco fases, y se ha configurado el cielo posterior, ahora tenemos 32 células, de aquí pasamos al blastocito. Su primera división empieza por 64, donde entrara toda la configuración de los hexagramas y su codificación proteica. Empiezan a generarse todos los demás campos morfogenéticos.

Blastocisto

El blastocito ya es un embrión temprano que se divide en dos partes. Por un lado, la capa externa (trofectodermo), que acabara generando la placenta, y por otro lado una masa de células, llamadas ICM, (inner cell mass). Masa celular interior. Son las células ES, pluripotentes, no son totipotentes porque no pueden generar placenta. Estas células pluripotentes son muy sensibles a cualquier estímulo del citoplasma que enseguida las dirigirá a algún tipo de célula más especializada.

Los campos morfogenéticos, en este caso la configuración de las redes de meridianos actúa marcando las vías de señalización para que las células se vayan diferenciando colina abajo en el valle de Waddington.

Como señalamos anteriormente el **paisaje epigenético** es una metáfora ideada por Conrad Hal Waddington (1940, 1962) para ilustrar el desarrollo embrionario, en particular la diferenciación celular. La metáfora del paisaje epigenético trata de tener en cuenta el hecho de que el desarrollo es capaz de amortiguar las perturbaciones, tanto ambientales como genéticas. Si vemos, en la siguiente imagen:

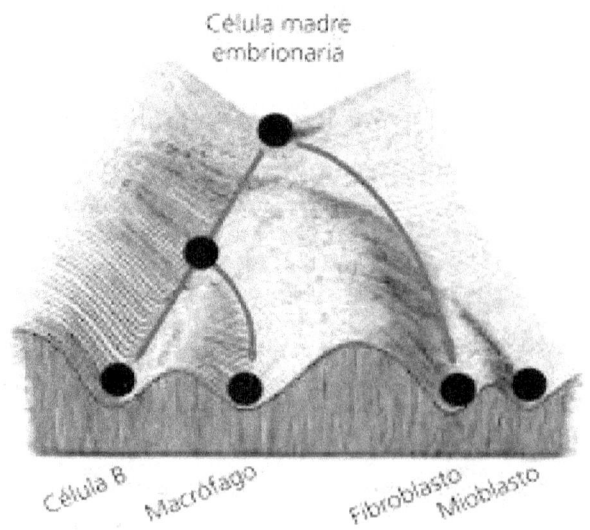

Waddington propone el paisaje epigenético como una metáfora de la diferenciación celular:

El final del paisaje representa los diferentes tejidos que se producen a partir de la diferenciación y que siguen colina abajo su diferenciación, es como una bola de nieve que va descendiendo y según el camino que tome se ira diferenciando, esos caminos serían los meridianos.

La posición inicial de la bola en la cima representa uno de los estados citoplasmáticos presentes en distintas regiones del zigoto.

Los caminos posibles que puede recorrer la bola son los creodos, responsables de la robustez del proceso. La forma de las "cordilleras" epigenéticas está determinada por factores ontogenéticos muy diversos, incluyendo los genes y en nuestro caso el yuanqi.

Al principio, el desarrollo es plástico (la bola puede recorrer distintos caminos y, por lo tanto, alcanzar distintos destinos), pero conforme el desarrollo se despliega, ciertas decisiones (es decir, el momento en el

que la bola entra en uno de los caminos), no pueden revertirse, es decir, se configura ya la materialización del yuanqi en materia, y aquí queda establecida la forma.

Podríamos señalar que los campos morfogenéticos son los estímulos externos que van modulando el crecimiento celular, y la diferenciación de las propias células en diferentes tejidos a nivel del cromosoma van configurando las zonas metiladas, que en consecuencia harán que no se expresen determinados genes, haciendo que esa célula vaya definiéndose por un tejido en concreto.

Los cuatro campos morfogenéticos

Como estamos viendo, el cuerpo va formándose, siguiendo unos moldes o marcadores epigenéticos que la medicina china llama meridianos o campos morfogenéticos en nuestro trabajo.

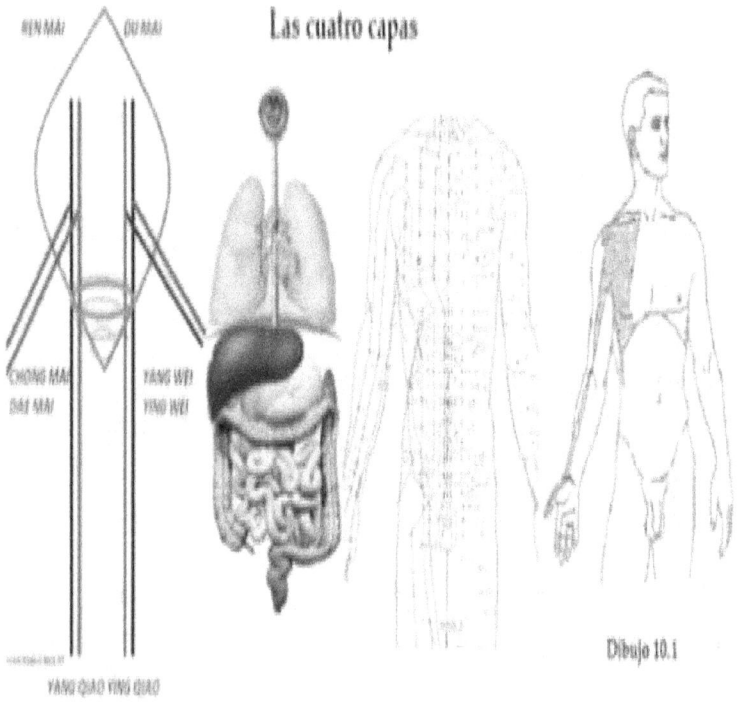

Dibujo 10.1

Ahora vamos a ir formando el cuerpo, para en el capítulo posterior ir deformándolo según los agentes cancerígenos lo vayan mermando.

1º capa de morfogénesis: Campos morfogenéticos regidos por los meridianos maravillosos

Este campo es el que hemos explicado en el punto de arriba. Es decir, los 8 vamos maravillosos.

Los siguientes pertenecen a la primera capa en la morfogénesis.

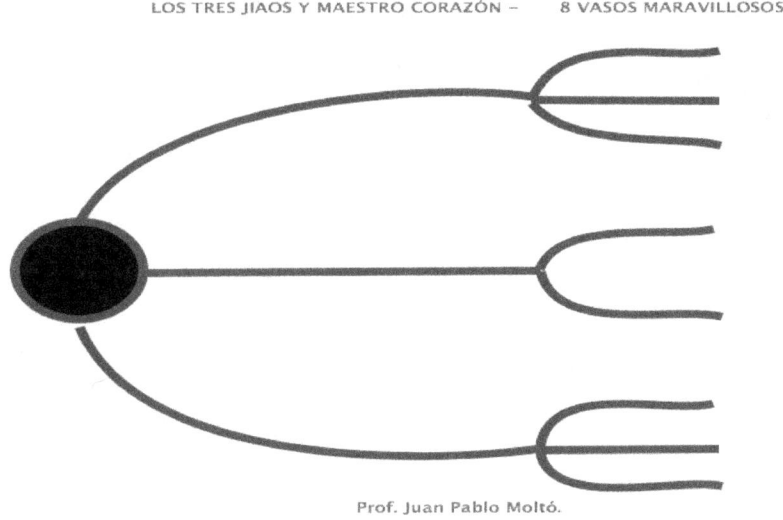

Prof. Juan Pablo Moltó.

Los 8 Canales Extraordinarios o Maravillosos.

No tienen puntos de acupuntura exceptuando dos, el Du Mai y el Ren Mai, que sí que los tienen, esto hace que los acupuntores los utilicemos como meridianos principales sin serlo. El resto de los meridianos extraordinarios no poseen puntos directos sobre ellos, pero si puntos llave, que en su momento estudiaremos.

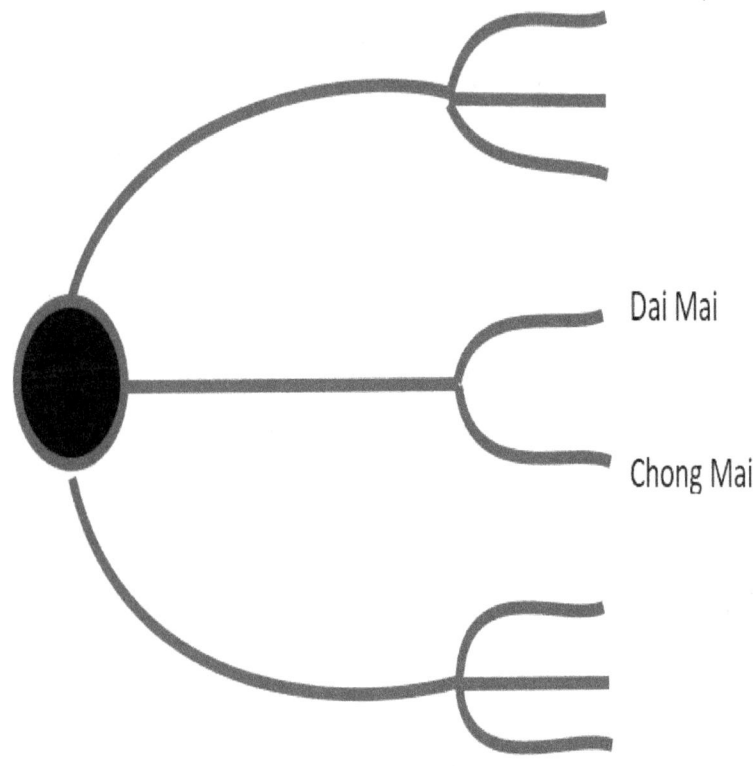

Prof. Juan Pablo Moltó.

Los primeros campos que se forman son el Chong Mai, pues este se entre mezcla con los campos de la madre y el Dai Mai, necesario para la división celular.

El Chong mai ancla a la madre en el proceso de construcción y el Dai Mai es el primero en iniciar las divisiones, de hecho, como sabemos, es el único meridiano que tiene un recorrido horizontal.

A continuación, se formarán el binomio Du Mai y Ren Mai.

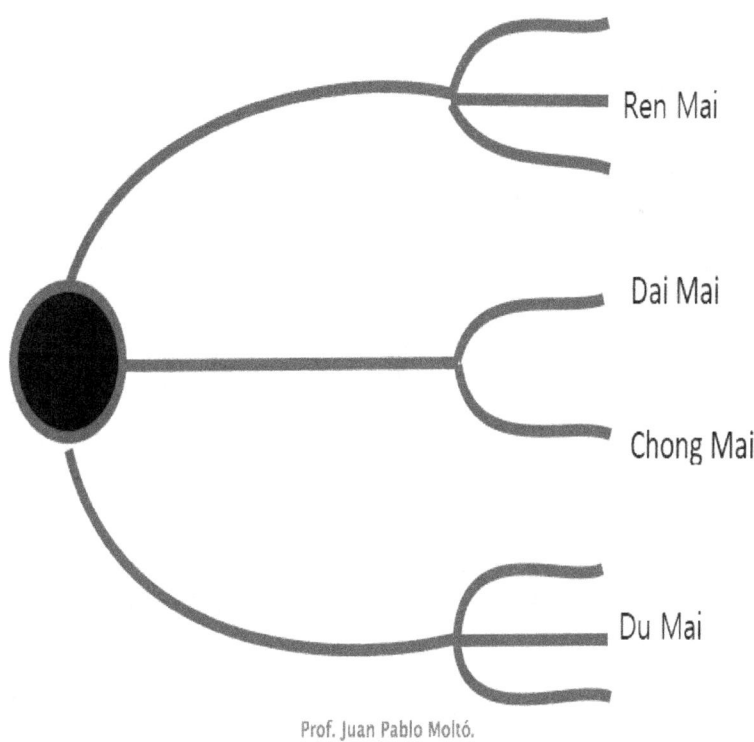

Prof. Juan Pablo Moltó.

Estos cuatro meridianos son los básicos, en realidad sería una red que emerge en paralelo, generando los primeros cuatro campos constitutivos.

Del Ren Mai surgen Yang Wei y Yin wei, y del Du Mai Yang Kiao y Yin Kiao.

Generando de tal modo la primera red de vasos constitutivos.

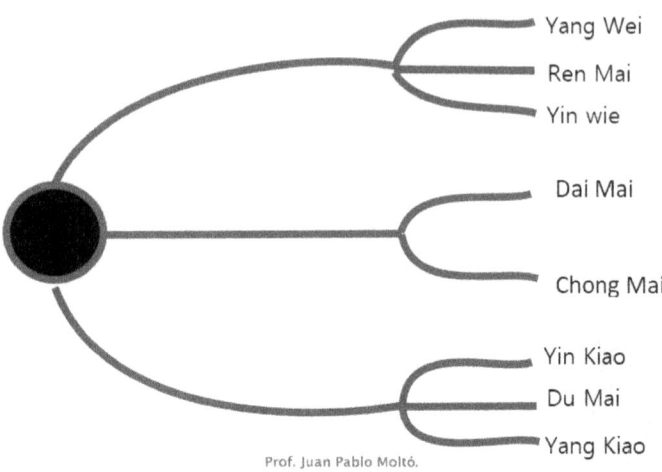
Prof. Juan Pablo Moltó.

Cada meridiano maravilloso a su vez irá creando sus redes y conexiones generando los Zang los fu y demás meridianos. En cada **meridiano maravilloso se encuentran las células madre** que de algún modo seguirán dividiéndose en los tejidos ya diferenciados dando lugar a más sustancias. Son las Células Madre Adultas o Células Madre específicas del tejido.

Las células madre adultas se encuentran en un tejido determinado de nuestro cuerpo, y generan los tipos de células maduras específicas dentro de ese tejido u órgano. Por ejemplo, en la médula ósea, se producen, a diario, miles de millones de células sanguíneas nuevas, que provienen de células madre formadoras de sangre. Por ejemplo, una de esas células (el neutrófilo) con un ritmo de renovación muy alto.

En la teoría tradicional se dice que por **estos canales circula el Yuanqi.** Este hecho es de gran importancia, pues si el meridiano maravilloso se altera, se perderá el control de la formación del tejido al cual pertenece, generando una deformación y un crecimiento tumoral, es decir, anárquico, pues sus patrones de orden han mutado. Este es el motivo por el que nosotros denominamos a este nuevo crecimiento **"Meridiano maravilloso tumoral"** (Moltó 2020)[15], en el sentido de que es mantenido por la energía perturbada del meridiano maravilloso mutado. Por tanto, **existen las células madre tumorales**.

Campos morfogenéticos regidos por los zang y los fu.

En este caso estaríamos hablando de los órganos Zang, que la medicina china cataloga como yin, a saber: Maestro Corazón, Corazón, Bazo, Pulmón, Riñón e Hígado. Las vísceras Fu que serían los yang: San Jiao, Intestino delgado, Estómago, Intestino grueso, Vejiga, Vesícula biliar. Y por último también se incluirían los órganos curiosos como son el útero, el cerebro, los huesos etc…

Es importante tener el siguiente concepto claro. Si recuerdan hablábamos anteriormente de que en la tercera división se formaba el San Jiao; ectodermo, endodermo, mesodermo. Y decíamos que el acoplado del San Jiao es el Maestro Corazón.

El maestro corazón está constituido por las fascias, que es el tejido matriz que por condensación va a ir manifestando a todos los zang y fu en unión con los vasos maravillosos.

Podríamos decir que el maestro corazón (fascias) junto con los vasos maravillosos, van formando los diferentes zang y fu por condensación y agrupamientos de células. Por ejemplo, los huesos son fascias muy concentradas al igual que el riñón, o la sangre, es una fascia líquida. Esta mirada es sin duda muy interesante, pues las fascias, y con ello los órganos, son un solo tejido sistémico, como una sábana que entreteje el cuerpo humano. **Esa sabana genera huecos, y esos huecos están rellenos de líquidos, formando los espacios de Pischinger.**

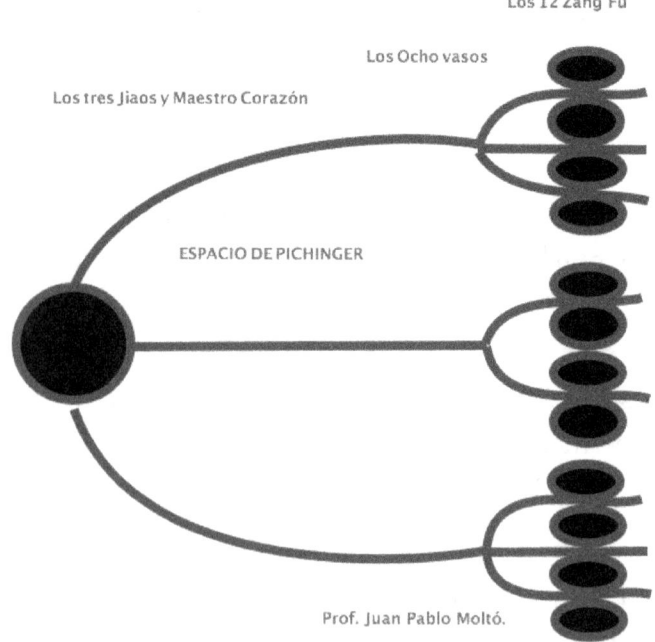

Curiosamente el San Jiao forma el Maestro corazón a través de los tejidos, y el Maestro corazón genera las oquedades donde se consolida el San Jiao como cavidad. Nunca mejor visto... se podría entender la complementariedad del uno al otro, pues uno genera al otro.

En el 2018 apareció un manuscrito que señalaba: **El Intersticio, nuevo órgano descubierto por los científicos del equipo de patólogos** de la Escuela de Medicina de la universidad NYU.

En Estados Unidos acaban de publicar sus resultados en la revista *Scientific Reports*. (2018)[16], a este nuevo órgano le llaman el "**intersticio**". Y me pregunto ¿un nuevo órgano? ¿cómo es eso?, ese nuevo órgano… ¿no sería, o tendría relación con dos órganos (Zang) que la Medicina China lleva cientos de años señalando como órganos sin forma, es decir, el Maestro corazón (fascias) y el hueco entre ellas (San Jiao)?. Y es justo en ese hueco sobre el que Pischinger desarrollo toda su teoría.

Según estos científicos, son capas intersticiales que están en nuestro organismo. Estas capas antes se creían formadas por un tejido conectivo denso y sólido, pero están en realidad interconectadas entre sí, a través de compartimentos llenos de líquido.

Gracias a los avances tecnológicos de la endomicroscopia en vivo, que muestra en tiempo real la histología y estructura de los tejidos, estos científicos han localizado estas estructuras, pues cuando se exploraba en sujetos muertos no se podía observar de la misma forma. Quizás suceda lo mismo en tiempos venideros con las teorías de los microtúbulos y estructuras microscópicas descritas por Kim Bong Han. (Moltó 2018).

En la literatura Oriental, se considera al San Jiao como un sistema de cavidades, por los que circulan los Jin-ye

(líquidos). Como vemos, este descubrimiento reciente nos hablaría de la existencia de este San Jiao, como órgano y como función.

El San Jiao como sistema de vías de aguas.

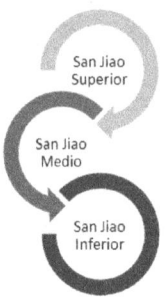

Para ello vamos a usar una de las metáforas de la tradición: podemos decir que el San Jiao se divide en tres secciones o cavidades, a saber: el San Jiao Inferior, donde estaría el caldero, donde se calientan los líquidos, ("ming-men").

Este caldero hace que el agua hierva, al hervir, esta se evapora pasando al segundo San Jiao o segunda cavidad en forma de vaho. Este se condensa en la última cavidad, en este caso el San Jiao superior, y aquí se forman las gotas que descenderán por gravedad al caldero de nuevo. Con este ciclo se mantiene hidratado todo el organismo en una especie de Feedback perfecto. Como vemos, una forma metafórica excelente de cómo el organismo está en pleno movimiento tisular, no solo de líquidos, sino de hormonas, citoquinas, neurotransmisores etc… todo ello circula por estos espacios intersticiales.

Y todo esto gracias a la tecnología ya que ha permitido ver lo que siempre estuvo allí, y los orientales siempre señalaron, un espacio intersticial "no identificado" hasta ahora, lleno de cavidades de líquido, presente dentro y entre los tejidos de nuestro cuerpo. Ahora los expertos en histología y anatomía lo califican como un nuevo órgano.

Hay que señalar que este intersticio en su momento yo lo rubrique como los espacios de *Pischinger*, que fue el científico que creo la teoría del sistema básico o tercer sistema, un sistema de cavidades corporales donde se gestan las interacciones biológicas entre multitud de moléculas de información.

Hay muchas cavidades en el cuerpo, algunas grandes, otras pequeñas. A estas cavidades la tradición les llama Cou Li. Aunque el término Cou Li se utiliza a menudo para indicar el espacio entre la piel y los músculos, tal espacio es sólo una de las cavidades del cuerpo (Maciocia). Estas cavidades necesariamente están llenas de líquido, es decir, de líquido extracelular. Este líquido es lo que controla el San Jiao, y que la Medicina China traduce como libre fluir del Qi dentro y fuera de las cavidades. Esto es lo que ejecuta el San Jiao. Como hemos dicho hay tres conceptos claves que debemos de diferenciar: **Huang, Gao y Cou Li.**

- Huang: Membranas.
- Gao: Tejido Graso.
- Cou Li: Cavidades y texturas.

Hay textos que sostienen que el Qi de los canales debe de estar en armonía, pues si esto no sucede, no fluirá correctamente por la *cavidad abdominal*. La cavidad abdominal está rellena por estas membranas y tejidos grasos (Huang y Gao). Podemos asegurar que aquí hay puntos de unión entre la fisiología oriental y la occidental, pues es por todo este sistema donde los nociceptores informan al Shen (marcadores somáticos) y que ahora entenderemos gracias a la teoría de la matriz. (La teoría de la matriz hace referencia a que todo está conectado en una especie de maya o matriz).

Sin embargo, el descubrimiento del Intersticio brinda más apoyo a nuestra teoría en el marco de integración del San Jiao, como sistema Psiconeuroinmunoendocrino. (sistemas PNIE)

Quienes lo descubrieron lo definen como "una nueva expansión y especificación del concepto del intersticio humano", algo que tradicionalmente en biología se refería al espacio entre las células y los tejidos del organismo. Sin duda viene a re-definir el espacio de Pischinger, que **es donde los sistemas PNIE elaboran sus interacciones generales.**

Paradójicamente "el intersticio" se podría convertir en uno de los órganos más grandes, junto a la piel: los científicos estiman que esta red de cavidades de colágeno y elastina rellena de líquido aglutinaría más de un quinto de todo el fluido de nuestro organismo. Sin la menor duda, el intersticio es el órgano más grande, pues es el órgano que da sentido a los sistemas de integración, es decir al "Todo". **Los científicos se quedan cortos solo circunscribiéndolo como la cavidad formada por colágeno y elastina, yo iría más lejos, pues en estas cavidades se intercomunican todos los sistemas PNIE,** esto generaría el órgano mayor del cuerpo. En realidad, se pierde el sentido de limitación circunscrita a un tejido, más aún cuando en mis trabajos relaciono al Maestro Corazón con el tejido miofascial, siendo el binomio yin-yang esencial para cuerpo humano. Todo lo une, *es la red.*

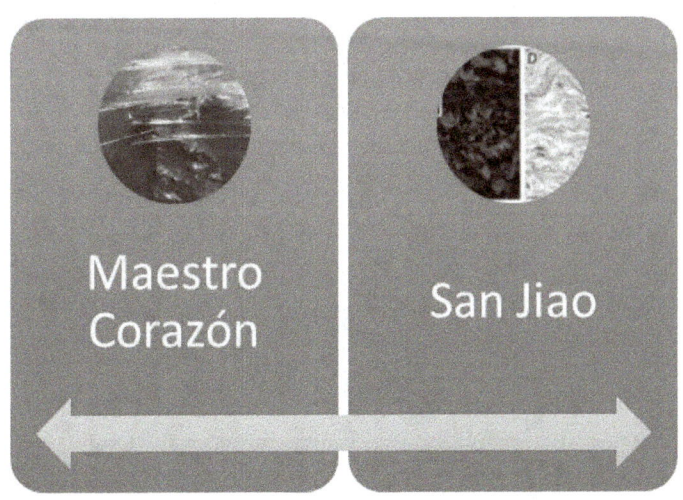

Estos tejidos están debajo de la piel, recubren el tubo digestivo, los pulmones y el sistema urinario, y rodean las arterias, venas y la fascia, se trata de una estructura de tejido conectivo que se extiende por todo el cuerpo. Por otro lado, en este tejido se podría intuir una relación estrecha con los conductos de Kin Bong Han, y su teoría de túbulos y microtúbulos[17].

Lo importante de esta investigación o de este descubrimiento, es que da pie a lo que llevamos cientos de años señalando desde la tradición, y que son **las vías por las cuales se manifiesta la metástasis**. Siempre se sostuvo que se realizaba por **los canales de acupuntura**, que no era otra cosa que la forma metafórica de describir estas estructuras anatómicas que no se veían a simple vista, pero que hoy la ciencia encontró y a las que les puso nombre. Los investigadores creen que esta "**estructura anatómica**" **puede ser importante para**

explicar la metástasis del cáncer, el edema, la fibrosis y el funcionamiento mecánico de muchos o todos los tejidos y órganos de nuestro cuerpo.

Capítulo 2. Fisiología energética en ginecología

Lo primero que vamos a explicar son las partes que integran la anatomía bio-energética en este campo.

Útero, envoltorio del Yin

El órgano maravilloso llamado envoltura del YIN, estrechamente relacionado con los tres yin del piel (Riñón – Bazo – Hígado).

El útero nutre al feto durante el embarazo, el útero se relaciona con el Corazón y con el Riñón a través de una unión propia que le confiere una integración de las dos energías de una manera especial.

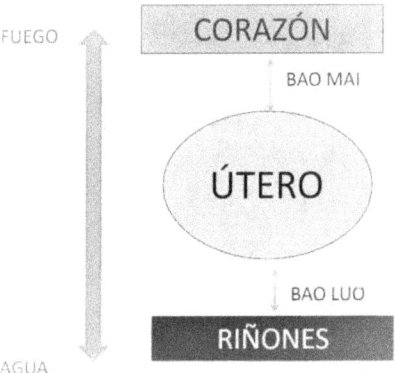

El YuanQI

Según los clásicos, la energía YuanQi es la resultante de la unión de una energía Yang (espermatozoide) y una Yin (óvulo), que se deposita en el Riñón Yang y circula por los Vasos Maravillosos. Cuatro de los cuales están relacionados con dicho aparato: Renmai, Chongmai, Daimai y Dumai. Será el origen de la inducción de todo esbozo embriológico y más tarde del crecimiento del niño. Para que esto suceda el feto se nutrirá de esta energía más del yin y la xue de la madre.

La Xue

El equilibrio Xue-Qi es el fundamento de la fisiopatología general, y sobre todo de la ginecología, donde las manifestaciones hacia el exterior (menstruación, flujo...) nos facilitarán el diagnóstico general del patrón.

Los Zang

- Riñón:

Sabemos que este zang suministra la energía ancestral, pues en él se manifiesta el Jing (Genes) y el YuanQi (información) considerados la energía ancestral, es por ello por lo que se le atribuye la función de procreación. Las alteraciones en el desarrollo pueden ser debidas a las alteraciones en el Jing.

La debilidad de este zang en las mujeres puede acarrear esterilidad, al igual que el síndrome premenstrual.
Cuando hay una xu yang el apetito sexual al igual que el orgasmo está disminuidos.
Por otro lado, esta deficiencia en mujeres embarazadas puede crear edemas. La deficiencia de este elemento en mujeres embarazadas puede causar síndromes de hipertensión y preeclampsia.

> La preeclampsia, preeclampsia toxemia (PET) o hipertensión inducida por el embarazo proteinúrica (HIEP) (etimologícamente proveniente del latín "Pre"- antes, previo- y "Eclampsis" -relámpago-), es un síndrome específico del embarazo que consiste básicamente en la aparición de hipertensión arterial después de la vigésima semana de gestación y la presencia de niveles elevados de proteína en la orina (proteinuria).

- Hígado:

La xue, es almacenada en el hígado, que a su vez será la que suministrará al ChongMai para nutrir la menstruación, por otro lado, parte de su trayecto abdominal abraza el tronco infraumbilical del Renmai después de haber rodeado los genitales.

En el hígado vamos a encontrar un patrón muy común en nuestra sociedad: el famoso bloqueo de Qi de hígado. Este generará un ciclo irregular, síndrome premenstrual, y sobre todo mucho dolor durante la menstruación.

En la lactancia el hígado puede producir dificultades a la hora de amamantar al bebe.

Por otro lado, las náuseas de la mujer embarazada pueden ser debidas a un ataque de este zang al estómago.

- Corazón:

Órgano que impulsa la Xue y con esto se le atribuye la capacidad de influir sobre ella a nivel de propulsión y a nivel mental, pues recordemos que el Shen descansa en la xue.
Como sabemos, en la menstruación se pierde xue y el shen esta sostenido por la xue, esto hace que en la menstruación de algún modo se altere el estado emocional de la mujer.

- Bazo:

En este caso, el Bazo junto otros Zang (Corazón-Riñón) es el generador de la xue y el qi sistémico. Es por ello por lo que cuando está en xu se pueden producir ciclos acortados y migrañas en la propia menstruación, por esa misma deficiencia.
La deficiencia de yang de bazo al igual que de riñón puede generar flujo blanco, molestias durante la menopausia, edemas, hipertensión, náuseas y vómitos.

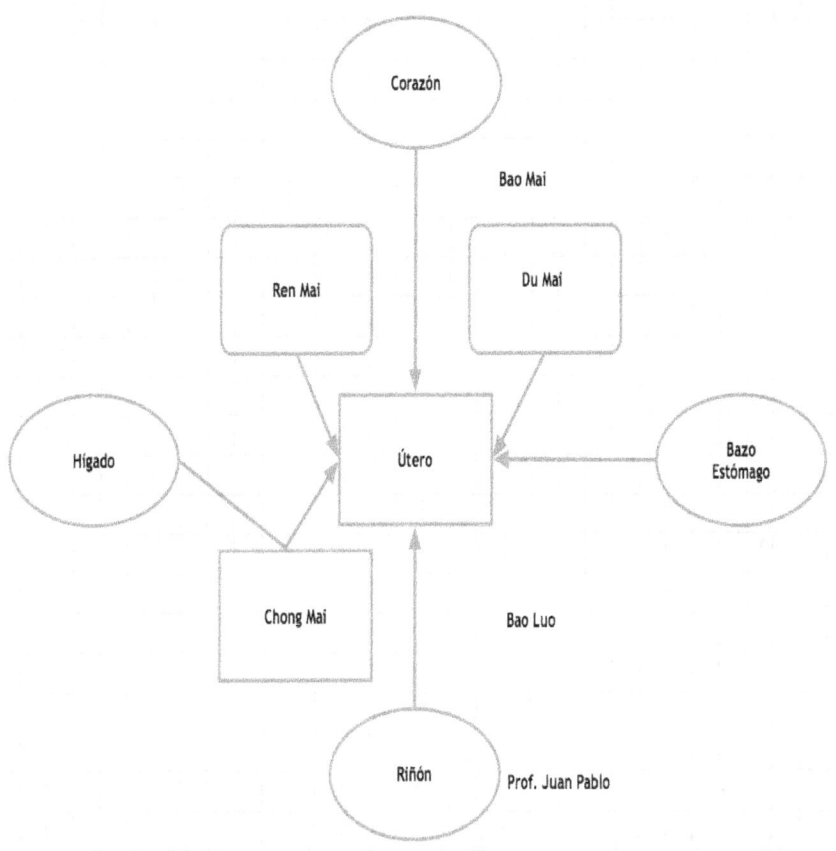

Ciclo menstrual en Medicina China

Antes que nada, sería importante saber si hay estudios que señalen o relacionen el ejercicio de la acupuntura con el ciclo menstrual, y más importante aún si tiene efectos positivos sobre el mismo, pues un trabajo en Acupuntura científica debe estar apoyado por datos, es por ello por lo que atendiendo al estudio:

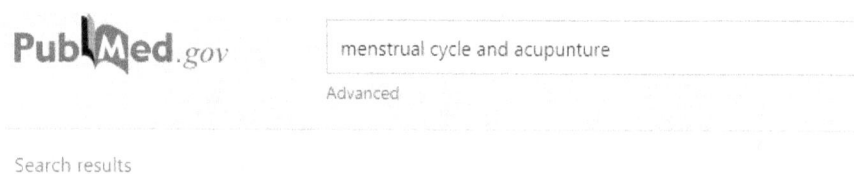

Search results

Randomized Controlled Trial   > Zhongguo Zhen Jiu. 2019 May 12;39(5):489-94.
doi: 10.13703/j.0255-2930.2019.05.008.

[Acupuncture artificial menstrual cycle method for abnormal uterine bleeding-ovulatory dysfunction (spleen deficiency syndrome)]

[Article in Chinese]

Luoqin Zhang [1], Jinxiang Li [2], Shimin Pan [1], Xi Zhang [1], Ying Li [1], Sha Hu [2], Wei Chen [1]

Affiliations + expand
PMID: 31099219   DOI: 10.13703/j.0255-2930.2019.05.008

Este estudio compara la eficacia de la acupuntura en el ciclo menstrual en comparación con la medicación[1] para la disfunción anormal del sangrado-ovulatorio uterino (AUB-O) asociado al síndrome de deficiencia del bazo.

La metodología que se usó y el protocolo no veo necesario citarlo aquí, el interesado puede verlo en el (enlace)[2], sin embargo, sí que me gustaría citar los puntos utilizados.

---

[1] Femoston (tabletas de estradiol/comprimidos de estradiol dydrogesterona) se tomó por vía oral.

[2] https://pubmed.ncbi.nlm.nih.gov/31099219/

Los acupuntos fueron seleccionados de acuerdo con diferentes etapas del ciclo menstrual. La acupuntura se aplicó durante 30 minutos por tratamiento, una vez cada dos días; no se dio tratamiento durante el período menstrual.

Fueron seleccionados después del período menstrual:

Xuehai (10B), Sanyinjiao (6B), Taixi (3R), Guanyuan (4RM), Qihai (6RM), Zusanli (36E) y Zhangmen (13H)

Fueron seleccionados en períodos de ovulación:

Taichong (3H), Hegu (4IG), Yaoyangguan (3DM), Geshu (17V), Ganshu (18V), Sanyinjiao (6B), Pishu (20V)

Fueron seleccionados antes del período menstrual:

Baihui (20DM), Shenshu (23V), Yaoyangguan (3DM), Geshu (17V), Sanyinjiao (6B), Zusanli (36E), Gongsun (4B)

La eficacia clínica se evaluó en función de la tasa efectiva total, la marcada tasa efectiva de síntomas principales (incluyendo el ciclo menstrual, el período menstrual, el volumen menstrual) y la temperatura basal del cuerpo.

La conclusión, que desde mi punto de vista es muy importante: La acupuntura tiene una eficacia superior para la disfunción AUB-O (síndrome de deficiencia del bazo), en comparación con la medicación su mejora es similar. Además, la acupuntura tiene ventajas en la regulación del ciclo menstrual y la mejora de la ovulación, siendo su efecto curativo más prolongado.

Pasemos ahora a la descripción del ciclo menstrual retomando el articulo citado en varios momentos.

El ciclo tiene *dos fases:* la yin que va del día 1 al 7 (Fase Folicular), y la yang del 14 al 28, fase lútea. Estas dos fases deben estar en equilibrio para que la mujer sea fértil. El ciclo va a durar unos 28 días, aunque se asocia al ciclo lunar que está en 29,5. De todos modos si el ciclo esta **entre 25 y 35** días se considera normal, aunque debemos saber que a más proximidad a los 28-29 mayor equilibrio de las fuerzas yin-yang.

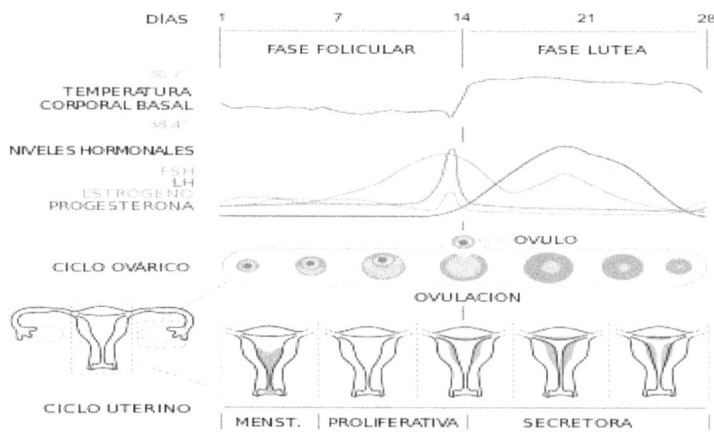

Ciclo Yin

Fase folicular.

Los primeros 3 días. Día 1: se manifiesta el sangrado, se expulsa la Xue. Se suele producir según el ciclo energético de 6 a 2 de la tarde. Esto es interesante saberlo, pues si el sangrado se da por la noche, entonces el ciclo empieza a contar al día siguiente. El día 2 y 3 es cuando el ChongMai se vaciará. Después de los primeros días del del período se rompe el endometrio y se descarga la menstruación, es a partir de este momento cuando empiezan otra vez a renovarse el yin y la xue.

Maciocia en sus clases nos recomendaba los siguientes puntos: 4B, 6MC, 3H, 10B, 6B, 14R.

Esta fase que puede durar de 1 a 3 días es muy importante, pues es el momento donde la mujer está en máximo contacto con su Xue. Debemos de recordar que la Xue es el soporte del Shen, y es justo en la menstruación donde la mujer más en contacto esta con sus emociones, pues es el punto más sensible de todo su ciclo, siendo en este preciso momento donde se manifiestan los conflictos inconscientes que pueda tener con su ser más interno.

Cuando la xue se vierte, el shen queda expuesto, si la naturaleza de la mujer está en armonía, nada deberá de suceder, ahora bien, si en el caso contrario, la mujer tiene algún proceso psicológico no resuelto, será en ese preciso momento del sangrado donde de forma emergente surgirá con

toda su fuerza. Me explico, si la mujer vive atrapada consciente o inconscientemente en una pasión de frustración con una emoción asociada a la misma, en este caso; la ira, en el momento de la menstruación, cuando la xue sea derramada, su shen no podrá contener la represión de esa emoción, y se sentirá atrapada por una emoción de enojo, sin saber muy bien el por qué. Pero sin la menor duda, vivirá esos momentos angustiada por sentirse de algún modo extraña, lo mismo sucederá con las demás pasiones, sin embargo, cada una dará su color a la sensación, vamos a describirlas.

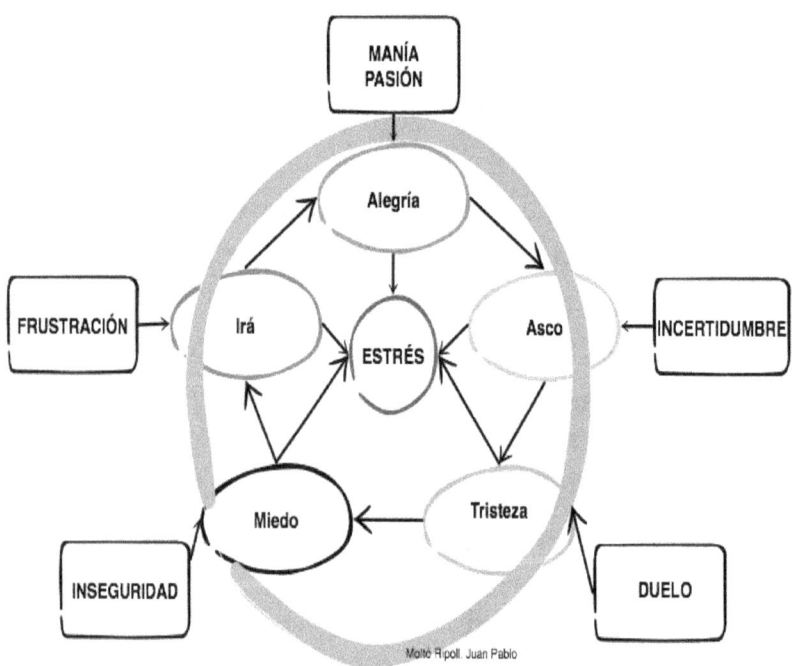

Como señalamos, si empezamos por la madera, la pasión será la frustración, con todo lo amplio y complejo de esa palabra, hoy en día por desgracia muy común.

Si nos vamos al fuego, en este caso la mujer se sentirá muy ansiosa, intranquila e inestable. También puede manifestarse un exceso o un deseo mayor del habitual en la necesidad de aumentar su sexualidad.

El caso de la tierra es más complejo de entender, pues la pasión es la incertidumbre, y se observara en un comportamiento obsesivo, con una necesidad casi obsesiva de ordenar, limpiar etc... y en otros casos de pensamientos recurrentes que no dejan en paz el shen de la mujer. Los problemas se hacen más grandes, se magnifican, cuando en otro momento del ciclo ni siquiera se les prestaría atención.

El caso del metal es quizás el más común, la pasión son los asuntos inconclusos, y la emoción está relacionada con la tristeza, es por ello por lo que la mujer al debilitarse por la pérdida de xue y ver sentir su shen comprometido en casos emocionales no cerrados o duelos latentes o mal concluidos se encontrara muy melancólica.

El agua se asocia a la inseguridad que irremediablemente nos lleva al miedo. En este caso, la mujer se siente más insegura de lo normal, y en este caso demanda más cuidados y atención, necesita más que nunca sentirse protegida, pues su shen se siente más vulnerable.

Volviendo a la parte más física, decíamos que en estos días es

Endometrio: Es la mucosa que recubre el interior del útero y consiste en un epitelio simple cilíndrico con o sin cilios, glándulas y un estroma. Es rico en tejido conjuntivo y está altamente vascularizado. Su función es la de alojar al cigoto o blastocisto después de la fecundación, permitiendo su implantación. Es el lugar donde se desarrolla la placenta y presenta alteraciones cíclicas en sus glándulas y vasos sanguíneos durante el ciclo menstrual en preparación para la implantación del embrión humano.

Días 1 a 3: **menstruación** y reepitelización.

Día 1: **hemorragias** en el estroma de la superficie, aún focos de secreción en **glándulas** colapsadas.

Día 2: material hemático, **leucocitos** y restos de glándulas y estroma.

Día 3: regeneración. La **reepitelización** se realiza desde los fondos glandulares y desde el istmo y cuernos **uterinos**.

donde se elimina ecesario que este se regenere siendo el Chongmai y el RenMai los canales encargados de ello.

Día 5: el endometrio se va regenerando 5-6 días cuando el período ha finalizado, el endometrio es 1-2 mm más delgado. A medida que los niveles de estrógenos aumentan, los tejidos se desarrollan, especialmente en la superficie.

Estos son los puntos más indicados en este periodo:

Desde el día 5 al 8.

Xuehai (10B), Sanyinjiao (6B), Taixi (3R), Guanyuan (4RM), Qihai (6RM), Zusanli (36E) y Zhangmen (13H)

Sobre el 7-8 días del ciclo, las células ciliadas y microvellosidades en el endometrio crecen. Una vez terminada la fase de proliferación, es completada la ovulación y el Chong Mai está rebosante de qi y xue.

Desde el 8 al 14.

Taichong (3H), Hegu (4IG), Yaoyangguan (3DM), Geshu (17V), Ganshu (18V), Sanyinjiao (6B), Pishu (20V)

Ciclo yang

Conocida como Fase lútea (Fase progestogénica y secretora)
En esta fase la progesterona es producida por los ovarios y los nutrientes son secretados por el útero.

Día 14 al 28, se produce el cuerpo lúteo como podemos observar en la gráfica del clico descrita paginas arriba. Nos encontramos en la fase premenstrual, donde el yang alcanza su máximo, bajo el control del ChongMai.

En esta fase será importante movilizar el Qi, es un hecho que las mujeres que presenten un patrón de bloqueo de Qi de Hígado en esta fase del ciclo presentaran molestias, generalmente asociadas a dolor, como veremos en el capítulo siguiente en los cuadros patológicos. En la fase premenstrual Maciocia recomienda 4B, 6MC, 10B, 14R, 3H, 6B.

Como resumen de puntos a usar:

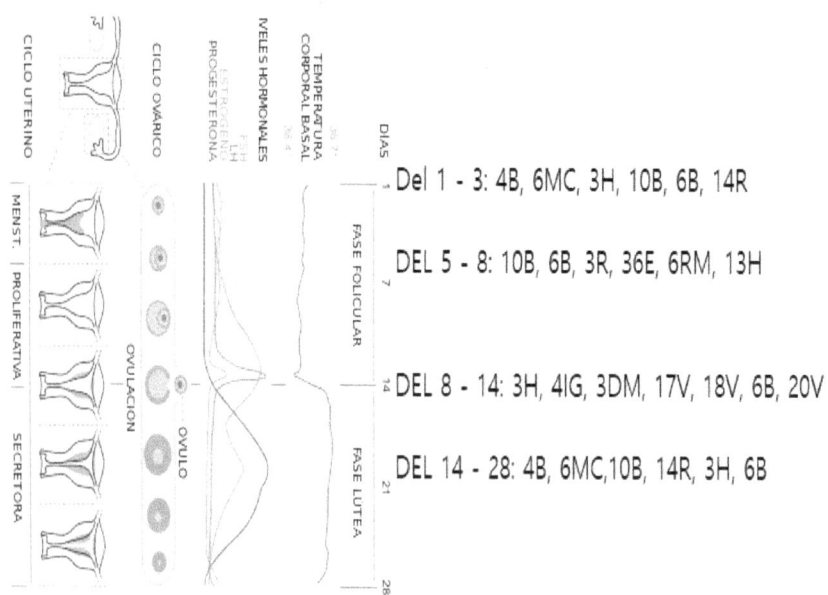

Del 1 - 3: 4B, 6MC, 3H, 10B, 6B, 14R

DEL 5 - 8: 10B, 6B, 3R, 36E, 6RM, 13H

DEL 8 - 14: 3H, 4IG, 3DM, 17V, 18V, 6B, 20V

DEL 14 - 28: 4B, 6MC,10B, 14R, 3H, 6B

Capítulo 3 Acupuntura en el embarazo

Se entiende por afecciones obstétricas, todos aquellos trastornos que transcurren durante el embarazo, parto y puerperio. La obstetricia es una especialidad en la que la acupuntura puede ser usada. Como todos sabemos, la vida del feto en el útero es muy susceptible a las drogas y medicamentos que toma la madre, pueden actuar como teratógenos, en este sentido la acupuntura es una herramienta no tóxica que puede aplicarse a las pacientes de obstetricia.

Hay muchos ensayos clínicos que prueban el efecto de la acupuntura en este sentido, por ejemplo, en el manejo de las náuseas y vómitos del embarazo. Además de su uso para el tratamiento de las náuseas y vómitos, la acupuntura parece ser útil en otras condiciones clínicas comunes en el embarazo como las alteraciones vasculares, las dispepsias, los edemas, etc. (Guerreiro da silva, 2014[18]; Clarkson et al., 2015[19]).

Lo primero que nos debemos preguntar es si existen puntos de acupuntura que estén prohibidos en el embarazo.

Según el trabajo de Witre Omar Padilla Padilla (2020)[20]: A pesar de estos resultados, persisten todavía fuertes dudas sobre el uso de la acupuntura en el embarazo. Tanto los textos de la MTC como de muchos autores modernos alertan sobre la estimulación de una diversidad de puntos de acupuntura durante el embarazo, por su potencial de producir contracciones uterinas capaces de provocar abortos o partos.

Esos son los llamados "puntos prohibidos" de la literatura tradicional de la acupuntura, y aunque hoy en día se rebate su veracidad, todavía muchos autores y acupunturistas modernos persisten en la creencia de que son arriesgados.

La diversidad de opiniones entre los acupunturistas acerca de la validez científica de los puntos prohibidos genera incertidumbre y preocupación en los estudiantes y practicantes noveles de este método, a quienes a menudo se les entrega durante su formación una lista heterogénea de esos puntos, sin más explicaciones de por qué pueden ser motivo deriesgo, creando un aspecto mítico acerca del uso de la acupuntura durante el embarazo (Forrester, 2003)[21]. Para que los practicantes puedan confiar, promover y brindar un tratamiento seguro durante el embarazo es importante que se discutan estas contraindicaciones.

Puntos prohibidos en el embarazo.

El presente estudio de Witre Omar Padilla Padilla (citado) **Puntos de acupuntura prohibidos durante el embarazo: ¿mito o realidad?**, el autor nos señala que: a la luz de las evidencias científicas y las opiniones de los expertos acupunturistas modernos no se encontraron suficientes ensayos ni análisis de estudios clínicos como para llegar a una conclusión definitiva sobre el tema. Sin embargo, esas evidencias y las opiniones de los expertos se inclinan a considerar que antes que, prohibidos, tales puntos deben utilizarse con prudencia, dependiendo de la edad gestacional y las condiciones de la paciente, y estimulados por un profesional con formación y competencia en el método de la acupuntura.

A continuación, vamos a exponer la tabla llevada a cabo por el Dr. W. Omar y las diferentes obras consultadas.

Fuente/autor	Puntos y localización por regiones anatómicas						
	Miembro superior	Miembro inferior	Abdomen	Espalda baja	Espalda alta	pecho	Cabeza y cuello
Textos tradicionales	IG4	BP6, VE (60, 67)	Todos abdomen inferior	Todos del área lumbosacra.,			VB21
Maciocia (1998)	PU7,	RI6					
Dale (1997) y Worsley (1982)	IG (2, 4, 10)	VB34, RI(4, 7), BP(1, 2, 6), ES(36, 45), VE(60, 67)	VC(2, 3, 4, 5, 6, 7), ES (24, 25)	VG(3,4,5,6,7)	VB21	ES12	VB(2, 9), ES4,
Forrester (2003),	PU(7, 11); PC(6, 8), ID(7, 10), TC(4, 10), IG(2, 4, 10)	HI1, GB34, BP(1, 2, 6), ES(36, 45), RI(1, 2, 4, 6, 7),	VG(2, 3, 4, 5, 6, 7), BP(13, 14), ES(24, 25),	VB21, VG(3, 4, 5, 6, 7), Hua Tuo Jai Ji,	VB21, Hua Tuo Jai Ji	ES12	VB(2, 9), ES4,
Carr (2015),	PU7,	ES6, HI4, VE(60, 67)	VC(3, 4, 5, 6, 7)	VB21,			

Los puntos se mencionan según el código alfanumérico (Bossy, 1984)[22]. Las letras representan las iniciales del nombre del meridiano y el número indica la ubicación del punto.

En el año 300 d.C., en el libro Mai Jing (El clásico del pulso), Wang Xi se establecieron los puntos prohibidos (Forrester, 2003). Citados en la tabla. Otro libro tradicional para resaltar es el Fu Ke Xin Fa Yao Jue (El espejo dorado de la Medicina ortodoxa: compilado en 1742 y utilizado en la dinastía Qing como texto para la Escuela Imperial), donde no se considera el uso de la acupuntura para el tratamiento durante el embarazo y sólo se mencionan fórmulas a base de hierbas (Betts & Budd, 2011)[23].

Estos mismos autores, señalan que: en los textos antiguos no abundan en explicaciones sobre sus capacidades abortivas, y enumeran puntos específicos como IG4, BP6, V21, 32, 60 y 67 para dolor de parto o trabajo difícil, con varias técnicas de punción y combinaciones de puntos recomendadas para mejorar estos efectos, y decir que es posible que esos puntos prohibidos también se debieran al diámetro de las agujas, así como el material con las que las elaboraban (piedra, hueso, bronce, plata u oro, según la época y la dinastía), la profundidad de la inserción y la estimulación aplicada pudo haber tenido una influencia sobre qué puntos se consideraron prohibidos (Forrester, 2003)[24].

¿Qué dicen las evidencias científicas?

Guerreiro da Silva et al., (2011), realizaron un estudio experimental en ratas preñadas para determinar los efectos de la electroacupuntura a 5 Hz por minuto, en los puntos distales IG4 y BP6, y locales V27-28 bilaterales, en diferentes etapas de la gestación; no encontraron diferencias con respecto a los controles, en el número de pérdida de embriones después de la implantación, muerte fetal, abortos, número de fetos, resorción, e índice de resorción. Hubo diferencias en la ganancia de peso materno y fetal, la cual no parecía estar relacionado con el procedimiento.

Levett et al., (2019)[25], examinaron los estudios controlados aleatorizados sobre el uso de la acupuntura en el tratamiento de condiciones dolorosas, como dolor de espalda baja y de la cintura pélvica en mujeres embarazadas con edad gestacional menor a 37 semanas, en los que también se estimularon los puntos prohibidos de acupuntura, evaluando la variable primaria de contracciones pretérmino. Solamente 2 estudios reportaron como resultado primario las contracciones pretérmino, y los datos fueron insuficientes como para realizar un análisis primario. En esos 2 estudios, 6 participantes se retiraron debido a que presentaron contracciones pretérmino. Concluyen que las contracciones pretérmino son un importante resultado clínico y deben ser reportados rutinariamente. Para los autores, no hay suficientes evidencias robustas hasta la fecha **como para recomendar el uso de los puntos prohibidos antes de las 37 semanas de gestación.** Se requieren ensayos de mayor calidad.

Carr, (2015)[26] revisó la literatura científica sobre este tópico, y no encontró evidencias objetivas de riesgos posterior al uso de los puntos prohibidos durante el embarazo, basado en las cuatro siguientes líneas de evidencias:

1.- En 15 ensayos clínicos que incluyeron a 823 mujeres, se aplicó tratamiento de acupuntura en uno o más puntos prohibidos, y la tasa de nacimientos pretérminos y nacidos muertos era equivalentes a los de los grupos controles no tratados y consistente con la misma frecuencia de estas complicaciones en la población general.

2.- Estudios observacionales, incluyendo una cohorte grande de 5885 mujeres embarazadas tratadas con acupuntura en puntos prohibidos durante todas las etapas del embarazo, demostraron que la incidencia de abortos espontáneos, nacimientos pretérminos, pérdida o resorción fetal, ruptura prematura de membranas y contracciones pretérmino son comparables con las del grupo control y/o consistente con su incidencia anticipada.

3.- No hay evidencia confiable de que la acupuntura pueda inducir abortos, partos espontáneos, aun bajo otras circunstancias favorables, tales como embarazos postérminos o muerte fetal intrauterina.

4.- Experimentos de laboratorio usando ratas preñadas han demostrado que la electroacupuntura repetida en los puntos prohibidos durante la gestación no afecta la frecuencia de daños a los embriones pos implantados o cause abortos, pérdida o resorción fetal. Concluye que esos hallazgos son razonables y ayudarán a una evaluación riesgo-beneficio individualizada antes de tratar a la mujer embarazada. **Para el autor, las numerosas indicaciones basadas en la evidencia de la acupuntura obstétrica y la carencia de evidencia de daños, permite que la evaluación riesgo-beneficio a menudo irá en favor de usar la acupuntura en el embarazo.**

¿Qué opinan los expertos?

Forrester (2003), afirma que el uso de la acupuntura durante el **embarazo es común en varios países**, siendo aplicada por médicos, acupunturistas, obstetras y enfermeras parteras.
 En China se tiene la precaución de realizar una evaluación de los riesgos antes de usar acupuntura durante el embarazo. También resulta **conveniente evitar la acupuntura durante el primer trimestre**, pues es un tiempo de frecuentes pérdidas espontaneas del embarazo, **que pueden ser atribuidos a la acupuntura.** En los Estados Unidos de Norteamérica y el Reino Unido el miedo a los litigios por las consecuencias de lo procedimientos, es posible que influya más en la decisión de aplicar acupuntura que una revisión sensata de las evidencias. En diversas encuestas realizadas a mujeres embarazadas y enfermeras parteras en varios países, se pone en evidencia que ambos segmentos de la población reconocen la eficacia de la acupuntura durante el embarazo y existe un interés creciente en su uso, pero mantienen dudas acerca de la seguridad del método (Park et al., 2014; Shen & Bagherigaleh, 2019). De la retroalimentación derivada de las observaciones obstétricas se ha reportado que los puntos BP6, VE60 y 67 son eficaces en la preparación de la gestante para el trabajo de parto, aumentan la eficiencia de las contracciones uterinas y alivian el dolor de parto; además BP6 promueve la maduración cervical y VE60 y 67 ayudan al posicionamiento optimo del feto; IG4 y VE32 estimulan las contracciones uterinas cuando éstas son requeridas, y VB21 promueve el descenso fetal durante el trabajo de parto (Levett et al., 2019).

Betts & Budds, (2011), sostienen que los puntos de acupuntura IG4, VB21, VE32, VE60 y VE67 tienen autoridad histórica como puntos valiosos para su uso en el trabajo de parto difícil o doloroso y como tales pueden aumentar el trabajo de parto.

Estos puntos pueden tener acciones fisiológicas en la gestante y es posible que esas acciones puedan ser dependientes de la edad de gestación de la embarazada. Así, **estos puntos deberían ser usados con precaución e intención especifica durante el embarazo antes que añadirlos rutinariamente a los puntos de prescripción.** Aunque puntos tales como VE60, VE67, VC4 y BP6 pueden ser usados para preparar a las mujeres para un trabajo de parto eficiente, los mismos deben ser individualizados a cada paciente para indicaciones específicas, tales como posicionamiento del feto hacia una posición anterior y la madurez cervical. Este criterio también debe mantenerse cuando se usan diferentes técnicas de acupuntura, combinación de puntos y modalidades de tratamientos diferentes como la moxibustion y la electroacupuntura. Aunque algunas investigaciones han usado puntos de acupuntura tales como IG4, VE32, VE60 para tratar el dolor de espalda y la acidez gástrica del embarazo, los resultados han estado limitados a un pequeño número de mujeres entre las semanas 12 y 36 de gestación, y por consiguiente no demuestran que estos puntos sean seguros como para usarlos rutinariamente durante el embarazo. Los autores sugieren que aquellos puntos que se denominan como contraindicados en el embarazo por razones desconocidas, que no son consistentes como inductores del parto, su uso se convierte en un asunto de elección del practicante.

Se asume que los practicantes consideren que los puntos de acupunturas subyacentes directamente sobre el útero también requieren precaución y cuando son usados, ameritan diferentes técnicas de punción con respecto a una mujer no embarazada.

Guerreiro da Silva (2014) enfatiza que la literatura moderna muestra que la preocupación por estos puntos es al menos, infundada. **La acupuntura en los puntos prohibidos puede inducir contracciones uterinas, pero solamente en las mujeres con embarazo postérmino, durante el trabajo de parto o en casos de muerte fetal.** Por otra parte, puede proteger a los animales del trabajo de parto pretérmino inducido por la oxitocina. **En otras palabras, la acupuntura tiene un efecto regulatorio bidireccional.**

Tanto los autores tradicionales como los modernos nos muestran que la acupuntura juega un rol homeostático. Si puede normalizar los parámetros fisiológicos, **¿por qué debería tener un efecto perjudicial en el embarazo normal?**

Se sabe que la acupuntura tiene múltiples modos de acción, todos mediados por el sistema nervioso, tales como efectos locales, mecanismos neuroquímicos, efectos sobre el sistema nervioso segmentario, regulación del sistema nervioso autónomo y efectos sobre la función cerebral (Moltó 2020)[27]. Además, como ya se mencionó, la mayoría de los llamados puntos prohibidos están ubicados en las mismas metámeras del útero y cuello uterino. Desde esta perspectiva neurofisiológica se pudiera lograr una comprensión racional de la posible asociación de la acupuntura con el aborto espontanea o parto prematuro.

Los textos de obstetricia describen que, durante el embarazo temprano, el feto en desarrollo requiere un ambiente con poco oxígeno para un desarrollo óptimo, cambiando a requisitos de alto nivel de oxígeno después de las 10-12 semanas. **Esto plantea la posibilidad de que los tratamientos de acupuntura aumenten la oxigenación del útero y puedan tener un efecto perjudicial inmediatamente después de la implantación y durante el primer trimestre.**

También el embarazo es dependiente de los niveles de la **progesterona** materna hasta que la placenta se haga cargo de la producción de esta a partir de las 10-12 semanas de gestación, lo que sugiere que los tratamientos de acupuntura son capaces de influir en los niveles hormonales, pueden producir diferentes efectos **antes de la semana 12**, que después de esta etapa del embarazo.

Asimismo, se sabe que se producen cambios significativos en las contracciones uterinas a medida que avanza el embarazo. Si bien las contracciones están presentes desde la séptima semana, la intensidad y frecuencia de éstas cambian a medida que progresa el embarazo. **Al acercarse a las 36 semanas**, se liberan oxitocina y prostaglandinas, los receptores uterinos reaccionan a estos cambios hormonales, promoviendo las contracciones hasta que se alcanzan los niveles máximos con el inicio del trabajo de parto (Betts & Budd, 2011; Betts et al, 2014; Niemtzow et al., 2019). Estos cambios plantean la posibilidad de que los puntos de acupuntura que influyen en las contracciones puedan tener diferentes efectos en las semanas finales del embarazo que en el primero o segundo trimestre.

En concordancia con lo que proponen estos autores, el acupunturista debe considerar que durante las primeras 10-12 semanas y las últimas 4 semanas del embarazo, las mujeres son más susceptibles a los tratamientos de acupuntura porque aumentan el flujo sanguíneo al útero, influyen en las respuestas hormonales y estimulan las contracciones uterinas. Por lo tanto, sería prudente considerar la posibilidad de que las respuestas fisiológicas subyacentes pueden ser responsables de esos efectos, y planificar el tratamiento en consecuencia.

Mientras estos mismos puntos pueden ser útiles para preparar el cuerpo de la mujer embarazada para el parto en el futuro, durante las diferentes etapas de la gestación requieren un uso y precaución adecuados.

Además, la fisiología del cuerpo de la mujer embarazada tiene características particulares. De ese modo se puede comprender cómo la acupuntura ayuda en la maduración cervical en la mujer primigesta, pero no resulta apropiada para una mujer con una segunda o más gestas. Algunos de estos efectos también se pueden atribuir a la liberación de oxitocina por parte de la acupuntura. También puede ser que se requieran diversos niveles de estimulación entre mujeres individuales para iniciar cualquier posible reacción inductora del parto (Niemtzow et al., 2019).

Los nervios simpáticos que inervan el útero a través del plexo pélvico reciben fibras preganglionares de T5 a L4. En consecuencia, es posible en base a la metámera teórica, que la estimulación de los puntos de acupuntura dentro de esta área pueda alterar la función fisiológica del útero. **Durante el tratamiento con acupuntura, se produce un aumento general del tono simpático, el cual disminuye después del tratamiento.**

Forrester (2003), postula que un estímulo fuerte causa excitación simpática y, por consiguiente, contracción uterina potencial, e inversamente, un estímulo suave puede causar inhibición simpática y por consiguiente relajación uterina. Otro efecto metamérico de la acupuntura está dado por los mecanismos reflejos somoatoviscerales (Clarkson et al., 2015).
Por lo tanto, la cuestión de los puntos prohibidos pudiera ser más un asunto de cómo se estimula cada punto en lugar de cuál es el punto seleccionado.

Conclusiones

La idea de puntos de acupuntura prohibidos durante el embarazo no está sustentada en evidencias científicas sólidas. Sin embargo, se les enseña a los estudiantes de acupuntura y se toman como ciertos. Existen buenas razones para utilizar algunos de ellos y se debe ser cauteloso con aquellos que inducen contracciones, maduran el cuello cervical o promueven el trabajo de parto (Niemtzow et al., 2019).

Tal como lo sostiene Forrester (2003), como no hay evidencias que indiquen contraindicación absoluta para el uso de cualquier punto en particular durante el embarazo, pero sí contraindicaciones relativas, los "puntos Prohibidos" se pueden **denominar mejor como puntos que exigen manipulaciones prudentes"**, bien sea debido a sus vinculaciones neurofisiológicas estrechas con el útero, o porque son estimuladores fuertes del sistema nervioso autónomo, pues se sabe que los nervios responden de manera diferente dependiente de la magnitud del estímulo.

El cuerpo de evidencias sobre la eficacia de la acupuntura en diversas condiciones fisiológicas y patológicas del embarazo es cada vez más creciente. Sin embargo, se requieren investigaciones de mejor calidad para establecer la seguridad de este método durante la gestación (Shen & Bagherigaleh, 2019).

Capítulo 4 Afecciones obstétricas.

Embarazo.

El embarazo no es ninguna enfermedad, pero sí que suceden cambios físicos, fisiológicos y psíquicos en la mujer. Los trastornos más comunes son; náuseas y vómitos, acidez estomacal, indigestión, flatulencias, estreñimiento, edemas, dolores lumbares, hipotensión, hipertensión, insuficiencia venosa, diabetes gestacional o estrías.

Trastornos digestivos e intestinales.

Las molestias digestivas e intestinales son frecuentes en el embarazo, y alguna de ellas a lo largo de casi toda la gestación. Durante los tres primeros meses son frecuentes las náuseas y vómitos juntamente con los habituales mareos matutinos, influyendo factores de tipo físico y emocional.

A menudo la embarazada nota sensación de quemazón en el esófago (pirosis) como consecuencia del crecimiento fetal que acaba ejerciendo una mayor presión intraabdominal, menor capacidad gástrica y mayor tendencia al reflujo esofágico.

Otro problema presente prácticamente durante todo el embarazo es el estreñimiento en parte por la disminución del tono y motilidad intestinal, y por otro la presión ejercida por el crecimiento fetal.

Náuseas y vómitos:

A nivel bioenergético sabemos que durante el embarazo y sobre todo en las primeras semanas, en el Chong mai se va a producir un gran acumulo de Xue, precisamente para nutrir en un primer momento al embrión y posteriormente a feto. A nivel endocrino las modificaciones hormonales en este sentido son cuantiosas (se cree que la causa es el alto nivel de la hormona gonadotropina humana (HCG) presente en la sangre). Como sabemos el Chong Mai está en estrecha relación con el estómago, a veces, por ciertos procesos bioenergéticos se puede producir un Qi en contracorriente a nivel de Fu Estómago, siendo común las náuseas en la mujer embarazada. Las náuseas o "ascos" aparecen con más frecuencia de la semana 2 a la semana 8 de gestación, aunque a veces pueden mantenerse durante todo el embarazo.

El vómito no es tan habitual, pero puede comportar problemas importantes debido a la deshidratación que provoca, sobre todo si dura muchos días.

A nivel general hay un punto específico para las náuseas: 6MC (Nei Guan-Barrera Interna) Purifica la sangre. Punto LO. Punto de apertura de Yin Oe.

Puede ser debido al calor de Hígado, debilidad gástrica o etiología de Tan.

A nivel de evidencia, hay un artículo titulado:

https://doi.org/10.1007/s10072-019-03799-2

FOCUS ON

Check for updates

Acupuncture treatment of migraine, nausea, and vomiting in pregnancy

Gianni Allais[1,2] · Giulia Chiarle[1,2] · Silvia Sinigaglia[1,2] · Gisella Airola[1,2] · Paola Schiapparelli[1,2] · Fabiola Bergandi[1] · Chiara Benedetto[1]

Que presenta el siguiente protocolo para los tres síntomas más tipos de la mujer embarazada.

- Migraña
- Nauseas
- Vómitos.

El protocolo estándar de acupuntura fue realizado usando los mismos 6 puntos en todos los pacientes. Cada sesión duró 30 minutos, durante los cuales se insertaron las agujas y se estimuló el DeQI, y ya no se realizó ninguna manipulación posterior.

Las agujas de acero, estériles, de un solo uso medían 0,25 × 25 milímetros de diámetro. Las sesiones fueron realizadas por médicos calificados en acupuntura.

Los puntos estimulados fueron los siguientes:
- Ex-HN 3 Yintang,
- 20VB Fengchi,
- 6MC Neiguan,

- 12RM Zhongwan,
- 36E Zusanli,
- 3H Taichong,

Los resultados fueron los siguientes: la intensidad de las náuseas y migraña, evaluada en una escala de calificación numérica de 1 a 10.

El número de episodios de vómitos/día y el número d ataques de migraña/semana. La evaluación se realizó cada semana de acuerdo con las entradas del diario del paciente. La evaluación estadística fue realizada mediante análisis de varianza (ANOVA) para repetidas medidas; para localizar la fuente de varianza. Se aplicó la prueba t de Bonferroni. La Figura 1 muestra los datos recogidos en las 4 semanas de tratamiento.

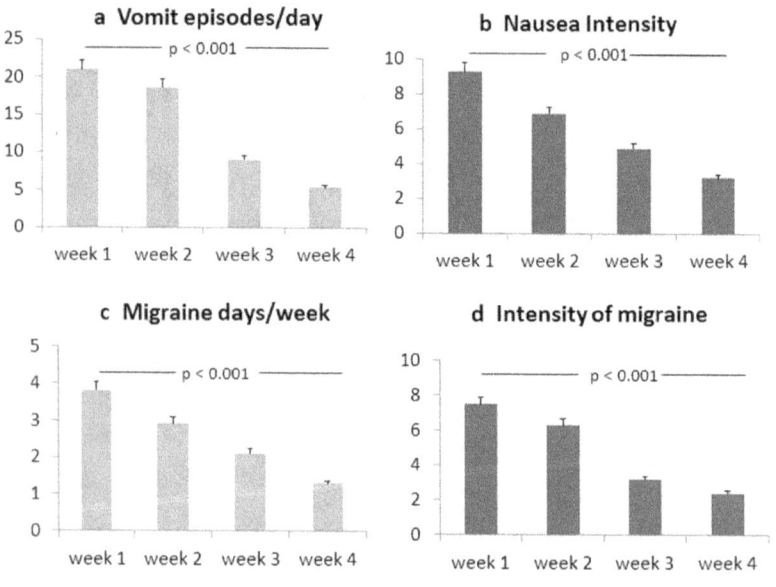

Como podemos comprobar estos puntos tienen una alta efectividad.

Sobre el 6MC se habla mucho de su acción antiemética, hay un trabajo de Lee A, Chan SKC, Fan LTY (2015) [28] que, aunque no se hace sobre la mujer embarazada sí que nos señala su efecto comparado con medicamentos, siendo la conclusión muy favorable hacia el 6MC.

¿Revisión de las pruebas apoya el uso de la estimulación del punto de acupuntura PC6 de muñeca como eficaz para reducir las náuseas y los vómitos después de la cirugía (PONV), en comparación con la simulación (estimulación punto ficticia) o antiemética (fármacos que alivian las náuseas y los vómitos) en los pacientes sometidos a cirugía? Esta revisión actualiza la evidencia publicada en 2009 y está actualizada hasta diciembre de 2014. Si bien no es hacia la mujer embarazada sí que me interesa por la comparación de 6MC versus Medicamentos químico.

Tipos de drogas antieméticas (metoclopramide, cyclizine, prochlorperazine, droperidol. ondansetron y dexamethasone).

Conclusión

Para prevenir, el efecto de la estimulación del 6MC es comparable a la antiemética.

En Medicina China los teóricos consultados Yolanda Dorado y Cristina Rodríguez (2021)[29] Acupuntura en el embarazo. Señalan:
- 6MC detiene nausea

- 13RM: reconduce el Qi rebelde y en consecuencia detiene la náusea.
- 36E Si hay un cuadro de Xu y 40E si hay un cuadro de Shi.

En el trabajo de Zita West (2010)[30] 2d Acupuntura en el embarazo y parto, señala:

- 6MC: como punto principal, asociado a otros puntos
- 36E, sobre todo en caso de Xu asociado a 12RM.
- 10RM: una de sus funciones es controlar el esfínter del cardias en la entrada del estómago, por ello es muy bueno combinado con el 6MC y así retener la comida.
- 12RM: útil en el Qi rebelde.
- 14RM: sobre todo es bueno cuando hay muchos problemas emocionales.
- 34E: este junto con el 6MC es bueno para el control de los vómitos en el embarazo. Sobre todo, por exceso.
- 40E: muy útil para el vómito sobre todo si hay mucha flema. 21R: punto de urgencia asociado al 19E

Y uno de mis mentores, G. Maciocia, me enseño en uno de sus cursos celebrados en Madrid y traducidos por mi gran amigo Manuel Rodríguez la siguiente combinación:

4B en la derecha y 6MC en la izquierda, es muy efectivo.

Posteriormente, como todo en la acupuntura científica, deberemos utilizar el patrón que la embarazada presente:

Los patrones más comunes son:

- Xu Qi Bazo-Estómago.
- Bloqueo de Qi de Hígado que afecta Estómago.
- Desarmonía hígado vesícula biliar.

También puede presentar

- Acumulo de Tan
- Fuego de Estómago

NOTA: los tratamientos de los patrones los voy a explicar en el capítulo 9, pues más que puntos específicos, quiero enseñar una técnica centrada en el paciente que sea útil para todos.

Tratamiento fitoterápico[3].

En mi búsqueda en el uso de plantas medicinas más sencillas y útiles he confeccionado una materia médica (2021) donde expongo las mejores plantas de uso común en la mayoría de los países. En este caso he seleccionado dos plantas.

La manzanilla y el Jengibre[31]:

Manzanilla (Matricaria chamomilla). Ye tue hua.

Naturaleza:
Fresca ·
Sabor:

---

[3] Estos apuntes son extraídos de mí trabajo: Materia Medica de Herbolaria China con plantas Occidentales. 2021

Dulce ·
Amargo ·
Tropismo:
Bazo ·
Hígado ·
Dirección:
Descendente
Sitio de Acción:
San Jiao Medio.
Acciones:
Dispersa el calor. *Calor interno.*
Dispersa el exceso de Yang de Hígado.
Dispersa el viento endógeno.
Tonifica el Bazo. *Controla el vómito y las diarreas.*

Jengibre Fresco (Zingiberis rhizoma reces). Sheng jiang.

Naturaleza:
Tibia
Sabor:
Picante ··
Tropismo:
Bazo ·
Estómago ·
Pulmón ·
Dirección:
Descendente
Sitio de Acción:
San Jiao Medio y superior.

Acciones:
Libera exterior ··
Disipa el frío ·
Transforma la flema fría ·

Calma vómitos ·
Detiene Tos ·
Detoxifica y desinfecta ·
Efectos farmacológicos.
Mejora la digestión, producción de bilis, antiemético (comida en mal estado)

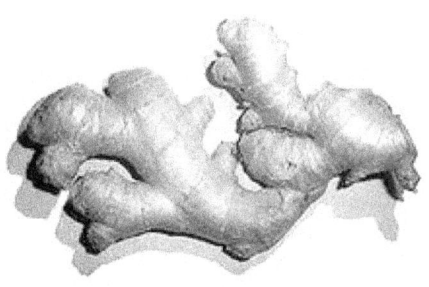

Forma de uso:
Cocción 20 minutos.
Cruda, se señala que en la mujer embarazada y con nauseas se tome una rebanadita de la raíz y se chupe.

Contraindicaciones:
Calor pulmón, calor en estómago
En el embrazo está permitido.

Patrones implicados:
Patrón Bi humedad
patrón Bi humedad - frío

Asociación con Puntos de Acupuntura
Bi Frío – Humedad: 36E – 4IG – 7P – 40E (Moxibustión)

Entre las plantas medicinales antidispépsicas y que no están contraindicadas en el embarazo caben citar: cardamomo (semillas), cardo santo (planta entera), centaura menor (sumunidades floridas), cilantro (frutos), eneldo (frutos), galanga (rizomas), jengibre (raíz), naranjo amargo (frutos), papaya (frutos), piña (frutos) y trébol de agua (hojas). Y como antigastrálgicas la manzanilla común y el musgo de Irlanda (alga entera).

Estreñimiento.

Es muy común en las mujeres embarazadas, esto sucede por lo general por la relajación del músculo liso debido a la progesterona, que provocara una lentitud del peristaltismo.

En medicina china puede ser debido a una deficiencia de xue, sobre todo si ya coexiste una deficiencia de esta antes del embarazo.

Otra casusa puede ser por estancamiento del Qi asociado al desarrollo del feto que produce estancamiento de este en la zona abdominal.
Y hay que vigilar la ingesta de líquidos, pues a veces el vómito continúo puede provocar falta de líquidos y esto sequedad en las heces que se estancan.

El problema en acupuntura es que muchos puntos están en la zona del abdomen y esto dificulta el uso de la acupuntura, por ser zonas peligrosas.

En Medicina china podemos diferenciar diferentes tipos de estreñimiento:

Por bloque de Qi de Hígado, en este caso la mujer esta irritada y enfadada, las heces son como bolitas, caprinas.

34Vb – 3H – 11IG – 2H

Si hay una insuficiencia de yin de riñón (por ejemplo, fácil de ver en mujeres que han recibido fecundación in vitro).

23V – 6R.

Las sustancias utilizadas durante el embarazo para combatir el estreñimiento tienen que poseer una acción suave, no irritar la mucosa intestinal, no provocar espasmos abdominales, náuseas y desórdenes electrolíticos, así como no pasar a la circulación sistémica (evita malformaciones genéticas en el feto). Desde el punto de vista fitoterápico los laxantes mecánicos más interesantes son todas aquellas especies vegetales que contengan mucílagos en su composición como la zaragatona (semillas), salvado de trigo, agar agar, y el musgo de Irlanda (alga entera), aunque pueden utilizarse los frutos de higuera y el ciruelo.

Pirosis

Como en el caso anterior, las hormonas relajan la musculatura lisa, y esto hace que por ejemplo el cardias se relaje, generando ese reflujo común en las mujeres embarazadas.

Para la regulación de este podemos usar con cuidado sabiendo el momento de la gestación diferentes puntos. Por ejemplo, sabemos que a las 24 semanas el feto está a la altura del ombligo y a las 32 entre el ombligo y la apófisis xifoides del esternón.

Es por este motivo que antes de la semana 32 podemos usar:

- 12 RM
- 13RM
- 14RM

Puntos excelentes para controlar la pirosis.

44E y 45 E: eliminan el calor en estómago.

41E es también muy útil, sobre todo calor asociado a hambre canina.

11IG, elimina el calor, sobre todo si además se acompaña de estreñimiento.

A nivel de conducta:

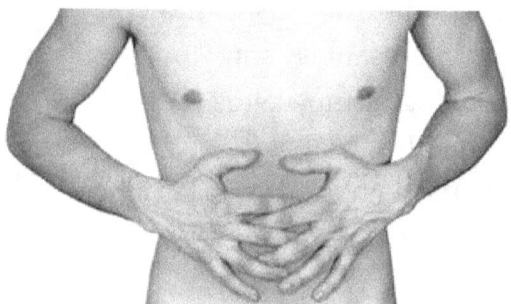

En aquellas mujeres con clínica leve el tratamiento basado en medidas higiénico-dietéticas debería ser suficiente para aliviar la sintomatología. Estas medidas incluyen:

– Evitar tumbarse inmediatamente después de comer, ya que estar tumbado o recostado favorece el reflujo gastroesofágico. Tampoco es aconsejable agacharse con frecuencia después de comer.

– Evitar comidas copiosas. Es más recomendable realizar comidas ligeras y en cantidades pequeñas y con más frecuencia.

– Levantar la cabecera de la cama 15-20 centímetros respecto al abdomen y evitar ciertos cambios posturales que puedan exacerbar los síntomas.

– Prescindir de alimentos que retrasan el vaciado gástrico, como bebidas carbonatadas (con gas, en especial las bebidas de cola), café, té, chocolate y alimentos o preparaciones grasas (fritos, estofados o guisos grasos).

– Evitar los alimentos que aumentan la acidez y pueden empeorar los síntomas, como ciertos condimentos (vinagre, pimienta u otros picantes), cítricos (naranja, mandarina, pomelo, limón) y sus zumos.

Generalmente estas medidas ayudan a aliviar los síntomas, pero si el ardor persiste, en muchas ocasiones se hace necesario el uso de medicación específica.

Trastornos cardiocirculatorios.

Varices y hemorroides

A medida que avanza la gestación se producen una serie de cambios circulatorios destinados a llevar oxígeno y nutrientes necesarios para el crecimiento del feto.

Se produce un aumento del volumen total de sangre circulante y un mayor esfuerzo por parte del corazón para bombear la sangre, llegando incluso a un 40% del gasto cardiaco al final del embarazo.

Otro factor importante es el retorno venoso que se complica especialmente en el tercer trimestre por que el útero comprime la vena cava y dificulta el regreso de la sangre, pudiendo ocasionar hinchazón y piernas cansadas, por otra parte, el aumento del volumen sanguíneo y presión del útero sobre las venas pelvianas, junto a factores hormonales, son las responsables de la aparición de varices en las piernas. También puede ocurrir que debido al peso del feto se interrumpe la circulación sanguínea en venas y arterias de la zona hemorroidal con el consiguiente estancamiento de la sangre y aparición de **hemorroides** y **varices.**

Otro cambio fisiológico de naturaleza circulatoria que se produce durante el embarazo es la disminución del tono arterial por compresión de la vena cava que se traduce en un descenso de la tensión arterial con posible desvanecimiento especialmente cuando se cambia bruscamente de posición, se permanece de pie mucho tiempo sin moverse o se pasa mucho tiempo sin ingerir alimento. Sin embargo, el embarazo en sí mismo puede producir un aumento de tensión arterial (pre-eclampsia o eclampsia) y perjudicar seriamente tanto a la embarazada como al feto.

Varices:

Las varices en MTCh son un estancamiento de Qi y Xue, y el éxito de su tratamiento dependerá del estado del paciente. Este estancamiento este asociado a una debilidad de Bazo.

Consejos generales: evitar sentarse o estar de pie quieto durante largos períodos. Si el trabajo o la vida diaria son sedentarios, hay que flexionar piernas y tobillos frecuentemente, levantarse y andar.

Al final del día, ayudará a aliviar toda tumefacción el elevar las piernas unos centímetros por encima del nivel del corazón (por ejemplo, tumbados). El ejercicio regular (andar es un ejercicio excelente para activar la circulación de las piernas, bicicleta, natación) disminuye la presión en las venas y alivia las molestias. Medias compresivas. Proporcionan alivio inmediato y duradero, al comprimir las varicosidades y mejorar así el retorno venoso. Suelen estar diseñadas de forma que la máxima compresión se da alrededor de los tobillos y pantorrillas. Pueden estar indicadas también en el embarazo.

Tratamiento acupuntural.
Puntos generales:

5H, es bueno para el estancamiento de xue en las extremidades inferiores.
8H, moviliza el Qi y la xue.
20DM, punto indicado para el hundimiento de Qi.
3R, trastornos vasculares inferiores.

Puntos específicos sobre las varices:

9P Punto maestro de las arterias.
9B (Yin Ling Quan-Fuente de la Colina Yin) Punto maestro de las venas Varices.
32E (Fu Tu-Liebre Acostada) Punto maestro de las venas (escuela francesa). 6 cun de la rótula.

5B (Shang Qiu-Deliberación de la Montaña) (Quita la

apetencia obsesiva por el dulce) Punto metal. Da ritmo de movimiento a la circulación de retorno. Suprimir lácteos. Varices. Es punto empírico para los vasos (Zita West).

Medidas adicionales:

Se puede punturar cerca de las venas, cuando estas están muy hinchadas y dolorosas, de forma superficial, Zita West lo aconseja 30 minutos.

Los patrones más comunes que podemos encontrar serán:

Xu Qi/yang de Bazo.

Hemorroides:

Tratamiento:

Sintomático 1DM, 20DM, 37E, 30V, 57V, 30VB, 114 PC. Pero se puede dividir en plenitud o por vacío. Plenitud: 36E, 4DM, 6RM, 12RM, 23V, 4IG, 25V y 25E. Vacío: 4IG, 11IG, 14DM, 28DM y 1IG y sangrar 28DM.

Los patrones más comunes que vamos a encontrar serán:

Calor en Xue.
Estancamiento de Qi.
Hundimiento de Qi de Bazo.

Hipertensión y preeclampsia:

La hipertensión arterial (HTA) es una enfermedad crónica, generalmente asintomática, que se caracteriza por el incremento de la presión de la sangre en las arterias. Puede producir roturas de arterias desencadenando hemorragias internas, trombos, infartos, etc. La etiología es multifactorial: genética, obesidad, consumo de alcohol, estrés, edad, gran ingesta de sal (aumento de presión osmótica), enfermedades renales, etc.

Es considerada uno de los problemas más importantes de salud pública, sobre todo en países desarrollados. Es el factor de riesgo más importante para el desarrollo de enfermedades cardiovasculares, como infarto de miocardio, ictus cerebral o renal, etc. Aunque es asintomática, es fácil de detectar, pero puede cursar complicaciones muy graves y hasta la muerte si no se trata.

En la mujer embarazada se puede dar este peculiar signo, sin embargo, hay otro cuadro asociado a la hipertensión que es de suma gravedad: la preeclampsia.

Preeclampsia. Es la presión arterial alta y signos de daño hepático o renal que ocurren en las mujeres después de la semana 20 de embarazo. Si bien es poco frecuente, la preeclampsia también se puede presentar en una mujer después de dar a luz a su bebé, casi siempre dentro de las siguientes 48 horas. Esto se denomina preeclampsia posparto.

Sobre esta patología hay poco publicado en internet, sin embargo, encontré este caso publicado en Pubmed que creo que es de interés: Zena Kocher (2019)[32]: Integración de la acupuntura para la preeclampsia con características graves y el síndrome HELLP en un entorno de atención anteparto de alto riesgo.

Mujer de 31 años, que presenta síntomas de preeclampsia.

Al ingreso, su PA se elevó de 140/91 a 164/91, con la lectura más alta llegando a 209/94. Los niveles aminotransferasa (AST) oscilaron entre 41 U / 75 U / L (valor normal: 7-55 U / L) y su nivel de alanina ami notransferasa (ALT) fue de 75 U / L (valor normal: 8- 48 U / L). La ligera caída inicial a 41 U / L en su nivel de AST se creía que era una mejora temporal causada por tratamiento con esteroides.
Durante la primera semana después de la admisión, sus lecturas de PA osciló entre 140/100 y 160/100, con un intervalo grave aislado. Lecturas de PA que no requirieron tratamiento farmacéutico.

Tenía niveles de AST y ALT levemente elevados (con ALT aumentando a 2 veces el límite superior de lo normal), y su orina la proteína fue positiva a 0,4 al ingreso. Ella negó dolor en el cuadrante superior derecho (RUQ) y su nivel de plaquetas permaneció en el rango normal. Se le trato con el protocolo estándar, que consiste en betametasona, para estimular madurez pulmonar fetal y sulfato de magnesio para la prevención de las convulsiones.

En Medicina China:

Dos días después de su ingreso, el departamento de medicina integrativa propuso la paciente para tratamiento de acupuntura.
Tras el examen, este paciente tenía síntomas de dolores de cabeza intermitentes temporales, frontales y occipitales, dolor de cuello, estreñimiento, estrés, ansiedad alta, edema del pedal y fatiga. Sus pulsos eran de frecuencia moderada, delgado y apretado.

Su diagnóstico de Medicina Tradicional China (MTC) fue Aumento del Yang del Hígado con Deficiencia de Yin del Hígado y del Riñón.
Tratamiento:

El principio básico del tratamiento era nutrir Yin de riñón y sedar el Yang de hígado sometido.

La acupuntura central

Los puntos utilizados fueron:

- 7R (Fuliu);
- 9R (Zhubin);
- 3H(Taichong);
- 6MC (Neiguan);
- 20vb (Fengchi);
- Ex-HN 5(Taiyang);
- 36E (Zusanli):
- 37E (Shangjuxu);
- 38E(Tiaokou);
- 39E (Xiajuxu);

También se aplicó acupuntura auricular en:

- Shenmen,
- hígado,
- riñón,
- presión arterial baja y
- Simpático.

El tratamiento inicial se programó diariamente durante los primeros 3 días. Todos puntos corporales se pincharon bilateralmente con agujas de 0,18 mm, acero inoxidable Seirin de diez o 0,20 mm que se retuvieron durante 20-25 minutos.

Los puntos auriculares fueron administrados con agujas DBC Spring Ten en un lado a la vez, alternando los lados diariamente.

Durante la primera semana de ingreso hospitalario, se pusieron estos puntos adicionales:

- M-HN-1 (Sishencong),
- 7P (Lieque),
- 10P(Shousanli),
- 5SJ (Waiguan)
- 43VB (Xiaxi) —

Sobre todo, eran para el control de los síntomas como; estreñimiento, ansiedad y fatiga, que se presentaron durante el tratamiento.

Después de la segunda semana de la estadía en el hospital, sus resultados de laboratorio y lecturas de PA se normalizaron, y sus pruebas de proteína en orina ahora eran negativas. Su dolor de cabeza temporal, edema, el estreñimiento y el dolor de cuello disminuyeron.

Como podemos observar este caso es muy importante para demostrar que podemos trabajar con este tipo de patologías, sin embargo, es muy frustrante ver que no hay casi nada publicado al respecto. El autor termina con esta conclusión:

Este estudio de caso es el primer informe de un tratamiento de acupuntura que contribuye a un resultado positivo cuando se integra con el estándar de atención en una unidad de atención preparto de alto riesgo en los Estados Unidos. Debido a la patología única de preeclampsia como una enfermedad isquémica con hipertensión

La acupuntura podría ser eficaz para abordar el complejo mecanismo que causa la preeclampsia, y no solo para reducir sus síntomas.

En nuestro trabajo de regulación de la hipertensión podemos decir que:

Podemos presentar un cuadro de Shi o de xu que al final nos da un cuadro de hipertensión.

Xu:

En este caso por lo general es por xu yin de riñón:
3R – 7R – 36E – 20V – 23V

Shi:

Por lo general Shi de yang de hígado y/o Corazón:
2H (También se puede con 3H) 14H – 34VB – 20 DuMai y cuatro dioses

Tratamiento: tratamiento base es: 6BP, 10BP, 17V, 4RM,13H, 9P, 52V, 9E, 8E, 37E 5C y 18E.

Hipotensión. **Tratamiento:** 9E, 6MC, 3H, 36E, 12RM, 20VB, 4IG y 20DM.

Tratamiento fitoterápico.

Para el tratamiento de la hipertensión arterial la fitoterapia cuenta con el ajo (bulbos), cebolla (bulbos) y el olivo (hojas) que pueden usarse durante el embarazo. Además, se suelen utilizar plantas coadyuvantes con efecto diurético como el maíz (estilis), por que el resto de las plantas con este efecto son demasiado agresivas.

Para tratar la insuficiencia venosa y síndrome varicoso suelen emplearse sustancias de origen natural con propiedades terapéuticas capaces de aumentar el tono venoso, proteger los capilares y disminuir la permeabilidad. Entre las plantas más frecuentes tenemos el arándano (frutos), el avellano (hojas y corteza), el castaño de Indias (semillas y corteza) el ginkgo (hojas), la hamamelis (hojas y corteza), el rusco o brusco (raíces y rizoma) y la vid roja (hojas).

Aparato osteomuscular

Dolor lumbar y ciática.

Los dolores lumbares son muy comunes y lo sufren un 95% de las mujeres embarazadas, especialmente a partir del séptimo mes de embarazo. Estas molestias son normales, ya que se modifican estructuras que participan en el embarazo.

Tratamiento acupuntural.

Debemos desbloquear los meridianos y hacer la regulación del Qi renal mejore, para lo cual aplicaremos punción en los puntos: 23V, 3DM, 40V, 17V que es un punto clave del sistema sanguíneo.

Por lo general vamos a tener dos cuadros:

Estancamiento de Qi y xue en meridianos sobre todo de vejiga: 40V – 30VB – 34VB

Por xu qi riñón: 4DM – 3R – 23V.

Uno será agudo y el otro cónico:

Agudo	Crónico
Estancamiento Qi y Xue	Xu Yin Riñón
Dolor agudo	Dolor sordo
Mejora ejercicio	Empeora
Empeora al principio día	Mejora
Mejora a lo largo del día	Empeora
Empeora con el frío y la humedad.	Mejora con el frío.
Mejora con el calor	Empeora

Dolor en la sínfisis púbica

Es común en muchas mujeres embarazadas, y se debe a la apertura de este por el proceso de la gestación. Suele aparecer en el tercer trimestre.

Sobre este tema hay muy poca literatura, Zita comenta que ella le es útil los puntos Ashi y el 2 y 3 RM.

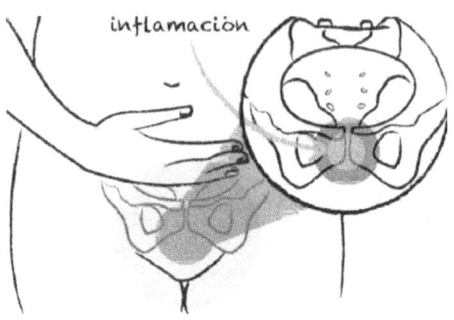

Medicina interna

Aunque el trabajo realizado por el cuerpo de la embarazada no es totalmente visible, es intenso y supone un gran esfuerzo, por ello la mujer se siente más cansada que antes. Por otro lado, durante el embarazo se produce un incremento del gasto metabólico aumentando las necesidades de proteínas, calcio, hierro, ácido fólico, y vitamina C.

Tratamiento fitoterápico a nivel general.

Puede ser beneficioso el uso de semillas de sésamo, el alga espirulina, y frutos de la higuera. La anemia ferropénica suele ser común en el embarazo a causa del abastecimiento sanguíneo del feto, por lo que la alimentación debe incluir alimentos ricos en hierro como frutos secos, hígado, sardinas o mejillones.

Diabetes gestacional.

Se da en un 2-5 % de las mujeres embarazadas, desapareciendo cuando finaliza el embarazo, aunque en un 5-10% de éstas, desarrollan diabetes tipo 2 más tarde. La diabetes gestacional es uno de los tipos de diabetes que afecta a mujeres embarazadas que no habían padecido nunca esta patología, y se debe a los esfuerzos metabólicos que supone el embarazo, que hacen que algunas mujeres presenten unos niveles de glucosa en sangre superiores a los normales (hiperglucemia). Su cuerpo genera resistencia a la insulina y el páncreas es incapaz de producir la cantidad suficiente de esta hormona para regular los niveles de azúcar en la sangre con normalidad. En este sentido en medicina china estamos ante una Xu yang de Bazo, pues el eje hipotálamo-hipófisis-pancreático está afectado.

Los síntomas son:

Al aumento de la frecuencia de la micción, aumento de las ganas de beber y el cansancio extremo.

Tratamiento acupuntural.

En este sentido será de máxima urgencia tonificar el Qi de Bazo y Estómago, al igual que el yang de riñón que también suele estar afectado.

- 36E
- 2B
- 3B

- 12RM
- 13H
- 20V

El problema es que la presencia de unos mayores niveles de glucosa en la sangre hace que el feto crezca más de lo normal y acumule grasa (macrosomía), por lo que puede alcanzar un peso mayor a 4 kg (vendrá al mundo con un exceso de Humedad). Esto, a su vez, puede conducir a complicaciones en el parto, a su adelantamiento o a un mayor riesgo de ser necesaria una cesárea. También aumenta el riesgo de un aborto espontáneo o muerte fetal, durante la segunda mitad del embarazo, y de muerte perinatal.

Afecciones genitourinarias.

Cistitis.

Es una infección de las vías urinarias inferiores que cursa con inflamación de la vejiga. El cuadro de la cistitis aguda presenta: ardor durante la micción, que puede ir desde una simple molesta al dolor insoportable, ganas excesivas de orinar o poliaquiuria, dolor vesical, generalmente moderado que perdura durante las micciones.
El 90-95% de los casos, la cistitis está originada por Escherichia *coli,* seguida por *Proteus mirabilis* y, con menos frecuencia por *Klebsiella* y *Enterobacter.*

Puede darse un cuadro típico de cistitis no acompañado de bacteriuria. En este caso se trata de cistitis de orinas claras o "falsas cistitis". A veces estos trastornos aparecen en las primeras relaciones sexuales o problemas a nivel afectivo también pueden influir en este cuadro clínico.

Tratamiento acupuntural.

La cistitis puede ser debidas a un síndrome por vacío-frío de la vejiga con el tratamiento 67V, 11IG, 12RM, 6R y moxar 28V, 3RM y 60V.

O por plenitud-calor en la Vejiga con el consiguiente tratamiento: sedar 65V y 38VB, 5RM, 7RM, 22V, 3RM y 28V.

Tratamiento fitoterápico.

Según los casos se eligen para el tratamiento asociaciones de plantas con acciones farmacológicas complementarias. Por ejemplo, en el caso de una crisis aguda de cistitis, sería aconsejable utilizar plantas diuréticas antiinfecciosas como:
la guayaba (hojas la gatuña (raíz), la vara de oro (sumidades floridas), el ortosifón (hojas y extremidades de los tallos), el abedul (hojas), la vellosilla (partes aéreas) y plantas con acción antiinflamatoria como el harpagofito (raíces), el erigero (sumidad florida), la ajedrea (sumidad florida), el fresno (hojas) y la ulmaria (flores).
Se puede complementar el tratamiento con una preparación de aceites esenciales de la canela de Ceilán, del tomillo y del orégano, o aquellos específicos del aparato urinario como el aceite esencial de buche, el enebro o le pino. También se

pueden utilizar como complemento, plantas de acción inmunoestimulante entre las que podemos destacar la equinácea (raíces y parte aérea), el ginseng (raíz) y el eleuterococo (raíz).

Pielonefritis.

Es una infección urinaria del riñón y de las vías urinarias que pueden clasificarse en dos tipos: aguda no complicada (desarrollo repentino de una inflamación del riñón como consecuencia de una infección de orina) o crónica (infección de las vías urinarias con complicación), siendo factores de riesgo el reflujo vesical uretral y la uropatía obstructiva.

Los síntomas son: malestar general, fiebre, escalofríos, dolor de costado o de espalda, dolor abdominal, náuseas y vómitos, dolor al orinar, necesidad de orinar muy a menudo, color de la orina turbio o anormal, sangre en la orina o fuerte olor en la misma.

Tratamiento fitoterápico.
En fitoterapia se utilizan plantas con acción antibiótica, antiinflamatoria, espasmódica e inmunoestimulante. Las más utilizadas en la pielonefritis, son aquellas con aceites esenciales por su excelente acción antibacteriana y que serán determinadas por el correspondiente armatograma.
Siendo unas de uso más general la canela (corteza de las ramas), el orégano (sumidades floridas), la ajedrea (sumidades floridas), el tomillo (hojas y flores), el clavo (botones florales).

Se usarán plantas drenantes como el abedul (hojas), la rubia (tallo), la doradilla (parte aérea), la cola de caballo (tallo), el helenio (raíz) y plantas antiinflamatorias como el harpagofito (raíces), el erigero (sumidad florida) o el rabo de gato (sumidad florida).

Quizás la planta más importante para tratar la pielonefritis crónica es la vara de oro (sumidades floridas) que posee a la vez acción antinefrítica y antiséptica.

Tratamiento acupuntural.

Para ayudar al organismo a superar la infección, se tonificará el Riñón Yin y Yang, el Pulmón, el Bazo y el Yang de Vejiga y se abrirán las vías del agua: 7R, 23V, 4DM, 4RM, 46PC, 9P, 2BP, 28V, 9RM, 15BP, 25E y 13H.

Nefritis.
Las nefritis se refieren a las inflamaciones renales, generalmente causadas por una infección o una reacción inmune anormal que ataca a los riñones. Los signos que indican una nefritis son sangre y proteínas en la orina, así como la función renal deteriorada.

Tratamiento acupuntural.
Para el tratamiento de la nefritis punturaremos 23V, 62V, 3R en modo de sedación, así como los puntos 5R, 31V, 34V, 4RM, y 6BP.

Uretritis.

Es una inflamación de la membrana mucosa que tapiza el conducto de la uretra. Es una enfermedad generalmente bacteriana. En ocasiones esta lesión va acompañada de cistitis.

Tratamiento acupuntural.
Según la medicina china se punturarían los puntos:11BP, 2H, 11H, y 23V.

Tratamiento fitoterápico.
Es imprescindible un tratamiento con fármacos de síntesis, actuando la Fitoterapia como coadyuvante. Se recomienda usar plantas antiinfecciosas y drenantes propias del aparato urinario, por los que nos podríamos remitir a las utilizadas en la cistitis, destacando el uso de la vara de oro (sumidades floridas), el maíz (estilos), la guayaba (hojas) o el rabo de gato (sumidades floridas)

Litiasis urinarias.

Se entiende por litiasis la formación de cálculos en medio líquido (en este caso en la orina), constituidos por sustancias minerales, aunque también pueden ser productos orgánicos que han perdido su carácter soluble.

Su tamaño puede limitarse a unas finas concreciones, barro, arenilla o adquirir tamaños de bastante consideración. El paso de un cálculo del riñón al uréter, en el que queda enclavado, produce espasmos ocasionando un cuadro doloroso que es lo que conocemos como cólico nefrítico. El cólico cesa una vez que el obstáculo penetra en la vejiga.

Los cálculos urinarios se forman generalmente como consecuencia de la ruptura de un equilibrio, siendo tres los elementos que intervienen en el mismo: la escasez de agua producida por los riñones, la necesidad de excretar sustancias poco solubles y el pH urinario (si es demasiado alcalino; uratos y fosfatos cálcicos o demasiado ácido; ácido úrico)

Tratamiento acupuntural.
Trataremos la litiasis con 3R en sedación, y 6R, 39V, 53V, 3RM, 5RM, y 13H.

Tratamiento fitoterápico.
Principalmente se sigue un tratamiento drenante urinario, eligiendo las plantas en función del tipo de sustancias que ayudan a eliminar y a prevenir su formación, por lo que este tipo de tratamiento es considerado mayoritariamente preventivo. Así tenemos lo diuréticos azotúricos que eliminan y previenen sobre todo los cálculos de urea como: la espedeza (parte aérea), la gatuña (raíz), el ortosifón (hojas). Con relación a los diuréticos que eliminan preferentemente uratos y ácidos úricos tenemos: la ulmaria (flores), el abedul (hojas), el fresno (hojas), el grosellero negro (hojas). En el caso de los diuréticos que ayudan a eliminar cloruros tenemos el hinojo (frutos), el saúco (flor y frutos), la ortiga mayor (sumidad aérea y raíz) y la esparraguera (raíz y rizoma). Por último, los diuréticos que ayudan a eliminar fosfatos y oxalatos tenemos el maíz (estilos), el arquenque (frutos) y la rubia (hojas).

Para mitigar las molestias en el caso de la manifestación de cuadro doloroso se emplean, además de las plantas diuréticas, las antiespasmódicas, con el objeto de relajar el uréter. Cabe mencionar la ajedrea (sumidad florida), la lavanda (aceite esencial), la pasiflora (parte aérea), la tila (inflorescencias), la amapola de California (parte aérea), el kava (raíz), el grosellero negro (hojas y frutos), el espino albar (hojas y flores) y la viznaga (frutos).

En el caso de litiasis constituidas, el tratamiento será el mismo que en los tratamientos preventivos, pero los resultados serán menos constantes, sobre todo cuando sean cálculos de gran tamaño. En estos casos será útil añadir una preparación de aceites esenciales con actividad antimicrobiana, como en la cistitis, la canela de Ceilán, del tomillo y del orégano, o aquellos específicos del aparato urinario como el aceite esencial de buche, el enebro o el pino.

Retención e incontinencia urinaria.

Se refiere a la imposibilidad de llevar a cabo de forma completa la micción, y por lo tanto el vaciamiento vesical, a pesar del deseo y loe esfuerzos que se realicen para ello. En los adultos la retención de orina puede deberse a una obstrucción anatómica (tumores vesicales o pélvicos, litiasis, estenosis uretral y crecimiento prostático en los hombres) o funcional (vejiga neurógena, toxicidad por drogas o alcohol, histeria o dolor).
La fitoterapia y la acupuntura pueden representar una opción complementaria al tratamiento convencional y un sustituto de este en casos leves.

Tratamiento acupuntural.

Según la medicina tradicional china, la retención urinaria la podemos dividir en tres tipos dependiendo de las causas: insuficiencia de Yang de Riñón, acumulación de Humedad-Calor en la Vejiga y lesiones traumáticas.

- *Insuficiencia de Yang de Riñón:* 3RM, 6BP, 39V, 20DM, y 4RM.
- *Acumulación de Humedad-Calor en la Vejiga:* 3RM, 6BP, 39V, 9BP.
- *Lesiones traumáticas con daño de Qi:* 10BP, 3RM, 6BP y 39V.

Tratamiento fitoterápico.

No hay plantas específicas, pero si coadyuvantes en el tratamiento de esta afección urinaria. En tre ellas están el diente de león (hojas), la gatuña (raíz), la gayuba (hojas), la grama de las boticas (rizoma), la ajedrea (sumidades floridas) y el ortosifón (hojas y extremidades de los tallos), especialmente por su acción diurética.

Incontinencia urinaria.

Es la pérdida incontrolada de orina con consecuencias psicológicas y sociales importantes. Puede ser de varios tipos: de urgencia (pérdida involuntaria de orina en la que se producen grandes micciones repentinas antes de llegar al baño), funcional (pérdida involuntaria de orina por problemas motrices o neurológicos), por estrés (fuga de orina, generalmente por pequeños estallidos, provocados por el aumento de la presión abdominal al toser, reír, estornudar...) o por rebosamiento (fuga incontrolada de pequeñas cantidades de orina estando la vejiga llena). Las causas son múltiples dependiendo del tipo de incontinencia: infección del tracto urinario, hiperperactividad de la vejiga, obstrucción del flujo de orina, cálculos y tumores en la vejiga, debilidad del esfínter urinario, alteraciones anatómicas por partos o cirugía pélvica, malformaciones de origen nervioso, utilización de fármacos...

Complementariamente, a los tratamientos convencionales, puede resultar beneficiosa el uso de la fitoterapia y de la acupuntura en este tipo de afección urinaria.

Tratamiento acupuntural.
Se aplicará acupuntura en los puntos 6R, 23V, 28V, 5P, 3RM, 4RM, y 6RM.

Tratamiento fitoterápico.
Se basa en la utilización de plantas cuyas acciones farmacológicas podrías aportar beneficios a esta afección del aparato urinario dependiendo de la causa que lo origina. Entre ellas se incluyen las plantas relajantes de la vejiga como la ajedrea (sumidades floridas) y el tomillo (sumidades floridas), plantas tranquilizantes y antidepresivas como el hipérico (sumidades floridas) y la pasiflora (partes aéreas, flores y frutos) y plantas antisépticas urinarias como el abedul (hojas), la ajedrea (sumidades floridas), el buche (hojas), la gatuña (raíz) y la vara de oro (partes aéreas floridas)

Preparación del perineo.

La vagina también sufre cambios durante el embarazo aumentando la vascularización y la hiperemia en la
piel, mucosa y músculos del perineo y la vulva, lo cual produce reblandecimiento del tejido conectivo que normalmente abunda en estas estructuras, al tiempo que aumenta el tejido elástico lo que facilita la distensión y prepara el parto. Dado que el perineo (tejido en la salida de la vagina) durante el parto puede sufrir un desgarro y mostrarse dolorido e hinchado tras el nacimiento, se pueden tomar medidas especiales para su cuidado tras el alumbramiento, o prepararlo previamente para que las molestias sean las menos posibles.

Tratamiento acupuntural.

Aplicaremos punción en el 35V con profundización de la aguja 1 cun y frecuencia de 1-2 veces por semana. En su anatomía regional la encontramos las ramas de la arteria y vena inferior glútea, y el nervio coccigeo. También podemos usar 20V y 23V.

Capítulo 4. Parto

El alumbramiento es el período comprendido entre el nacimiento del recién nacido hasta la expulsión completa de la placenta. Hay una tesis doctoral muy interesante en este campo, de Beatriz López Garrido (2018)[33] Universidad de Alcala. En ella relata lo importante del parto y como se puede acompañar con acupuntura.

Hoy sabemos que esta fase tiene que ser lo más corta posible, pues cuando más dure, más posibilidades hay de hemorragias (Magann et al., 2005, 2013)[34].

Reducir la duración de la tercera fase del parto podría disminuir la incidencia de fases prolongadas de parto y por tanto, disminuir las complicaciones que se derivan. La duración del alumbramiento está relacionada con la contracción del útero, que es el responsable de expulsar la placenta y minimizar el sangrado uterino.

Promover la contracción uterina es un objetivo principal en el manejo de la tercera fase del parto debido a que el 60-80 % de las hemorragias postparto ocurren debido a la atonía uterina. (Oyelese and Ananth, 2010)[35]

Según los principios de la MTC, existe un meridiano llamado Ren Mai relevante en el campo de la obstetricia y la ginecología.

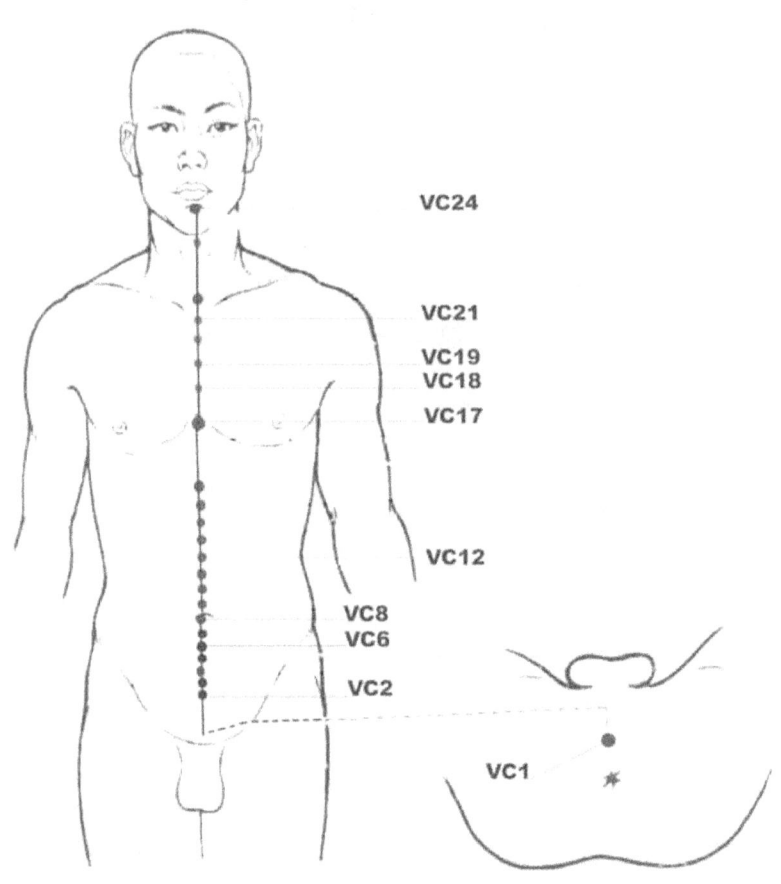

El punto Ren Mai 6, también llamado Qihai o Mar del Qi, es conocido por sus atribuciones en tonificar el "Qi" de la paciente, promoviendo la contracción del útero, por tanto, disminuyendo la duración de la expulsión de la placenta y el riesgo de hemorragia postparto (Claudia, 2008)[36].

Chauhan en su estudio (Chauhan et al., 1998)[37] describe el uso de la acupuntura para inducir la expulsión placentaria en mujeres con retención de placenta una hora antes del parto.

La acupuntura clínica se ha recomendado para el manejo de la retención placentaria (Römer and Seybold, 2003)[38].

Un estudio de 2012 demostró la efectividad de la acupuntura para la expulsión de la placenta retenida (Bobić and Habek, 2012)[39], aunque estos estudios se hicieron cuando la placenta estuvo retenida más de una hora, se usaron múltiples puntos de acupuntura, y ningún estudio uso el punto Ren Mai 6 o Qihai el mismo punto que plantea Beatriz López en su tesis. Situado en la línea media umbilical a 3 medidas del ombligo. Este punto está relacionado según la MTC con facilitar del desprendimiento de la placenta y disminuir el sangrado uterino.

Inducción al parto.

La inducción del parto con acupuntura se ha estudiado desde 1976, se ha descrito como exitosa entre el 67 y el 81% de las mujeres con una gestación entre las semanas 38 a 42, y se obtuvo un patrón de actividad uterina similar a la del trabajo de parto normal[40][41].

No hay mucha evidencia publicada al respecto sobre la efectividad de la acupuntura, sin embargo, sabemos que es no agresiva con las mujeres y facilitar su parto[42].

El mecanismo de acción de la acupuntura para inducir el trabajo de parto se cree que está relacionado con la estimulación del útero, con los cambios hormonales y con la regulación del sistema nervioso.

En Medicina china hay varios puntos interesantes que pueden ayudarnos a facilitar al parto. Hay un artículo muy bueno en la revista internacional de acupuntura:

La acupuntura puede ser efectiva en la inducción del trabajo de parto en el embarazo prolongado

Acupuncture can be effective for induction of labor in postterm pregnancy

L.. Cáncer Villacampa[a], A.. Chamizo-Bremer[a], S.. Cabré-Gili[b], N.L.. Rodríguez-Mias[b], Laura Flores-Pérez[b], J.J.. Lázaro Alcay[a]

[a] Departmento de Anestesiolog??a, Hospital Sant Joan de D??u, Universitat de Barcelona, Barcelona, Espa??a
[b] Departamento de Obstetricia y Ginecolog??a, Hospital Sant Joan de D??u, Universitat de Barcelona, Barcelona, Espa??a

Este artículo quiere:

Demostrar por una parte la utilidad de la acupuntura en la inducción del trabajo de parto en 14 gestantes controladas en nuestro centro por gestación cronológicamente prolongada, provocando una relajación del cuello del útero y un aumento de la intensidad y la frecuencia de las contracciones uterinas.
Por otra parte, poner de manifiesto un nuevo método complementario para el buen control emocional de la paciente y la activación del sistema hormonal que interviene en la fase inicial del trabajo de parto (oxitocina, endorfinas y adrenalina).

Material y métodos

Estudio observacional, descriptivo, transversal de 14 gestantes controladas en nuestro centro desde enero a septiembre de 2010. Se trataba de gestaciones únicas de bajo riesgo, sin antecedentes patológicos de interés, que aceptaron, previo consentimiento informado, la acupuntura como método complementario a la inducción farmacológica entre las 40-42 semanas de gestación.

Se procede a la puntura de las pacientes entre las 40-42 semanas de gestación junto a una monitorizaron cardiotocográfica externa, no invasiva, fetal durante todo el proceso. Se descartó toda paciente con dinámica uterina regular de parto instaurada al iniciar la sesión de acupuntura.
La puntura se realizó con aguja seca de distintos tamaños, 0,20 G x 15 mm, 0,25 G x 30 mm, 0,25 G x 40 mm y 0,30 x 60 mm. La inserción de los puntos fue secuencial, con estimulación mecánica de la aguja en forma de rotación horaria-antihoraria alternantes seguidas.

Los puntos utilizados fueron:
- *Yintang,*
- *Shenmen* auricular,
- IG 4 *Hegu,*
- B 6 *Sanyinjiao,*
- H 3 *Taichong,*
- B 9 *Yinlingquan,*
- E 36 *Zusanli,*
- V 60 *Kunlun,*
- V 67 *Zhiyin,*
- V 31 *Shangliao,*
- V 32 *Ciliao,*
- V 33 *Zhongliao* y
- V 34 *Xialiao*[43].

El orden y características de puntura fueron los siguientes:

1. *Yintang* y *Shenmen* auricular para calmar el *Shen* y control emocional de la paciente.
2. IG 4 *Hegu*, E 36 *Zusanli*, B 6 *Sanyinjiao* y B 9 *Yinlingquan*. Descritos en la bibliografía como puntos prohibidos a utilizar durante el embarazo, con clara influencia sobre el *Jiao* inferior y que pueden inducir el trabajo de parto. B 9 *Yinlingquan* se puntuó en 5 pacientes con signos de humedad objetivables (edema +++ en extremidades inferiores con fóvea marcada). Diez pacientes refirieron sentir movimientos fetales y contracciones más prolongadas.

3. V 60 *Kunlun* y V 67 *Zhiyin*. Puntos determinantes en el incremento del número de contracciones y de la intensidad. La totalidad de las pacientes sintieron las contracciones uterinas y los movimientos fetales.

4. V 31 *Shangliao*, V 32 *Ciliao*, V 33 *Zhongliao* y V 34 *Xialiao*. Reguladores el *Jiao* inferior. Sólo utilizados en una paciente en la segunda sesión de acupuntura a las 8 h de la primera que acudió a esta visita sin dinámica efectiva y control cardiotocográfico dentro de la normalidad.

En el curso de las punturas hubo 2 momentos clave que es necesario destacar: en primer lugar, las pacientes refieren sentir el movimiento fetal y sensación de contracción más continua y vigorosa que acontece con la inserción y manipulación del segundo grupo de puntos (IG 4 *Hegu*, E 36 *Zusanli*, B 6 *Sanyinjiao* y B 9 *Yinlingquan*), y en segundo lugar, tras la inserción y manipulación de los puntos V 60 *Kunlun* y V 67 *Zhiyin*, se evidencian, tanto de una forma objetiva visualmente como por medio del registro cardiotocográfico, las sensaciones percibidas y referidas por la paciente.

Se realizaron 2 sesiones de acupuntura durante el mismo día y de forma ambulatoria. La duración media de las sesiones fue de 80 min, con un intervalo inferior a 12 h entre ambas. Entre ellas se indicó a la paciente que realizara una comida equilibrada, poco copiosa, descanso posprandial en decúbito lateral izquierdo (30 min) y a continuación un paseo a ritmo según tolerancia (60-120 min).

Resultados

El tiempo trascurrido desde el inicio de dinámica rítmica hasta el parto oscila entre 8 y 48 h.

El 93% de las pacientes quedaron ingresadas tras la segunda sesión de acupuntura, con una buena dinámica instaurada y efectiva, pudiendo así continuar con la inducción según el protocolo convencional de inicio del trabajo de parto. Sólo al 17% se le dio el alta a su domicilio tras la segunda sesión de acupuntura por dinámica no efectiva, con un registro cardiotocográfico normal. No obstante, a las 22 h del alta la paciente acudió a urgencias por dinámica de parto con unas buenas condiciones obstétricas.

El 71% del total finalizó la gestación con un parto vaginal eutócico sin incidencias. Sólo el 7% de los casos se tuvo que instrumentar con un fórceps por distocia de rotación; mientras que el 22% acabó en cesárea (2 casos por desproporción pelvicocefálica y 1 por riesgo de pérdida de bienestar fetal)

Conclusión

En nuestro estudio podemos ver como el tiempo entre el inicio de la dinámica de parto y el parto ha sido inferior a las 48 h, y que la estimulación de puntos de acupuntura, para iniciar la dinámica de parto, puede ser tan efectiva como otros tratamientos realizados de forma convencional. Sería conveniente la realización de nuevos estudios prospectivos con un tamaño de la muestra más amplio, que pongan en evidencia la efectividad de la acupuntura en el inicio del trabajo de parto, así como el ahorro económico que podría suponer el uso de esta frente a la administración de fármacos más costosos.

Posición de Nalgas.

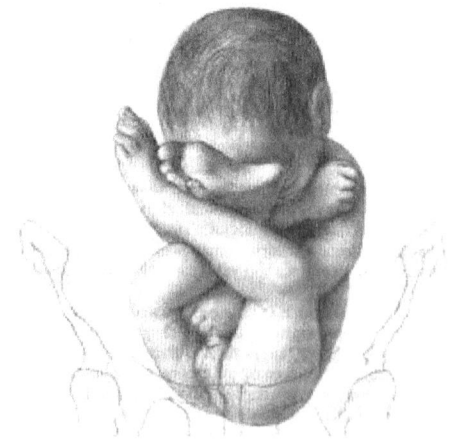

Sobre este tema se ha comentado mucho a lo largo de mi experiencia en la acupuntura, siempre mis maestros me dijeron que el 67V moxado pone al niño en posición correcta, ¿pero es esto cierto?

Efectividad de la acupuntura y moxibustión en embarazadas con presentación de nalgas. Estudio piloto

Effectivity of acupuncture and moxibustion in pregnant women with a non-cephalic presentation. A pilot study

M.T.. Miranda García[a], M.. Girabent-Farrés[b], C.. Domingo[a], E.. Marimon[a]

[a] Servicio de Obstetricia y Ginecología, Hospital Sant Joan de Déu, Universitat de Barcelona, Barcelona, España
[b] Departament de Bioestadística, Epidemiologia i Salut Pública, Universitat Internacional de Catalunya, Barcelona, España

En este trabajo podemos leer:

En la última década, tanto en Cataluña como en el estado español, de acuerdo con las indicaciones de la Organización Mundial de la Salud, se está siguiendo una tendencia para humanizar el parto intentando evitar la medicalización y las intervenciones innecesarias, respetando los derechos de la madre y de su hijo. Es curioso, pues este artículo fue escrito en 2011, y ahora en la nueva legislatura del PSOE, 2021 el ministro de Ciencias, y la ministra de sanidad, no voy a decir nombre, han generado una campaña difamatoria sobre las terapias complementarias, acusándolas de Pseudoterapias. Entonces este Servicio de Obstetricia y Ginecología, Hospital Sant Joan de Déu, Universitat de Barcelona, España y el Departament de Bioestadística, Epidemiologia i Salut Pública, Universitat Internacional de Catalunya, Barcelona, España. Son según nuestros políticos instituciones que promueven las pseudoterapias.

Hoy sabemos que cuando los niños vienen de nalgas es muy posible que se programe una cesárea. Es por ello por lo que todo lo que pueda ayudar a evitar esto, mejorara mucho la salud del bebe y la madre.

Uno de los principales objetivos es la reducción del número de cesáreas por el aumento de mortalidad y morbilidad asociada, tanto para la madre como para el recién nacido, en comparación con el parto natural[44].

Existen peligros para el feto en un parto dónde la presentación es de nalgas: hemorragia intracraneal, hipoxia neonatal y lesiones del cuerpo del bebé; por ello, la presentación de nalgas es una de las indicaciones de cesárea electiva. Hasta hace unos 20 años, la presentación de nalgas se resolvía por parto vaginal, pero a raíz de una revisión sistemática se consideró que la cesárea era la técnica de elección para este tipo de presentación[45]. Los hospitales dejaron de intentar el parto vaginal en este tipo de presentación, lo que produjo que a los profesionales no se les entrenó en el parto vaginal en esta situación, cosa que no sucede en otros países.

Hay una técnica para colocar al bebe que viene de nalgas.

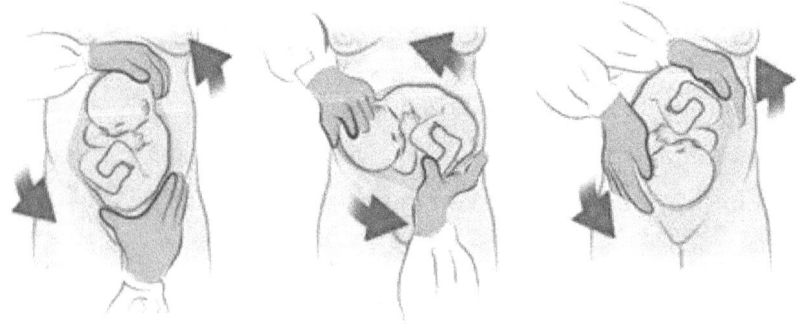

Si se consideran todos los posibles resultados y peligros de tener un feto en posición de nalgas es lógico que muchas mujeres acudan a la acupuntura en busca de ayuda en lugar de someterse a una cesárea.

La Medicina Tradicional China es una ciencia milenaria que contempla la utilización de acupuntura y la moxibustión para rotar las presentaciones anómalas y favorecer un parto vaginal cefálic.

En Acupuntura tenemos una técnica basada en la Moxa, (artemisa Vulgaris) que se utiliza para calentar puntos. Hay varios estudios que comparan el efecto de la moxibustión y de la acupuntura en la presentación de nalgas. La efectividad se sitúa en el 50-70%[46] [47]. Otro de los factores que parece que influye en el éxito de estas terapias es la forma de aplicar la terapia, 3 veces por semana durante 30 min, 1 o 2 veces al día durante 1 semana[48].

Parece ser que mediante la estimulación de la producción de hormonas maternas (estrógenos placentarios y prostaglandinas) se favorece que el revestimiento uterino se contraiga, lo que a su vez estimula la actividad fetal[49].

Hay diferentes estudios realizados en Europa que coinciden en las semanas de gestación y en la técnica de moxibustión en V 67 *(Zhiyin),* los resultados de estos estudios son variables, pero no se puede afirmar que sean del todo concluyentes.

La técnica de acupuntura y moxibustión, que se propone consiste en poder realizar un diagnóstico energético individual y personalizado para cada embarazada, en el que se le realizará acupuntura y posteriormente se iniciará moxibustión durante 15 min.

El objetivo de este estudio es determinar el proceso para evaluar la eficacia del tratamiento con acupuntura y moxibustión para favorecer el giro del feto en gestantes de 34 semanas con presentación de nalgas, así como establecer las variables principales del estudio.

Procedimiento

Se colocó a la embarazada en una camilla semiincorporada, en la cual estuviera cómoda y sin que le apretase la ropa, se procedió a realizar el tratamiento, primero acupuntura. Se inició procedimiento de moxibustión encendiendo el puro y primero en un pie en el punto V 67 o *Zhiyin* acercando y retirando el puro hasta que a la embarazada le incomodó el calor, se pasó al otro pie y se siguió el mismo procedimiento durante 15 min. Se dejó 20 min con las agujas.

A todas ellas se les realizó acupuntura más moxibustión 3 días a la semana en el hospital durante 2 semanas, un total de 6 sesiones. En la primera sesión se les enseñó cómo habían de realizar la moxa en casa de una manera segura. La moxibustión se la debía hacer cada día en casa durante 15 min durante 15 días. En la última visita se les practicó una ecografía para comprobar si el feto se había girado. Posteriormente se recogieron los datos del tipo de parto que tuvieron.

Los datos se analizaron con el *software* SPSS 18.00, calculando los estadísticos descriptivos de media y desviación estándar para las variables cuantitativas y la frecuencia y porcentaje para las cualitativas.

Resultados

La muestra final estuvo conformada por 20 embarazas con presentación de nalgas, con una media de edad de 32,10 ± 4,93 años, una mediana de 32 años y un rango comprendido entre 21 y 39 años. El 45% de ellas fue incluido en el estudio en la semana 34 de gestación, el 40% entre las semanas 35 y 36, y el 15% restante entre las semanas 37 y 38. De las 20 mujeres, 4 (20%) eran multíparas. Sólo en una de las mujeres la fecundación fue in vitro, en el 95% restante el embarazo fue espontáneo. En 2 de ellas (10%) hubo oligoamnios, en 4 (20%) infección de orina y en 6 (30%) se produjo una deficiencia energética del elemento agua. Cabe observar que sólo 1 de las mujeres presentaba a la vez oligoamnios, infección de orina y eficiencia energética del elemento agua, y que 4 de ellas, de las que no presentaban oligoamnios, tenían infección de orina y a la vez deficiencia energética.

En 6 (30%) de las embarazas se produjo giro espontáneo después de la acupuntura y moxibustión, que permitió un parto vaginal; las 14 mujeres restantes tuvieron un parto por cesárea, de los cuales sólo 1 fue espontáneo y en 13 (65%) programado.

Discusión

Los resultados obtenidos con el estudio piloto son similares a los de otros autores, pero debe considerarse que es el estudio previo para un ensayo clínico controlado en el que se reclute una suficiente muestra representativa que nos permita, además de estudiar la eficacia de la acupuntura y moxibustión con una fiabilidad alta, poder asociar al éxito o fracaso los factores potenciadores o de riesgo.

El estudio piloto nos ha permitido conocer tanto el procedimiento de la técnica como la metodología de investigación y datos importantes a recoger, así como el propio funcionamiento del hospital que va a permitir realizar el ensayo clínico. Cabe decir que en estos momentos se está redactando ya el diseño de dicho estudio. Los resultados que hemos obtenido son superiores a otros estudios como el de Guittier et al[14] y similares a los de Millereau et al[17]. Aunque hacen falta estudios clínicos aleatorizados, lo que es evidente es que la acupuntura y la moxibustión evitan un cierto número de cesáreas y, por lo tanto, la ventaja de un tratamiento muy poco agresivo frente a una intervención quirúrgica hace que en la práctica clínica esta terapia se deba ofrecer a las pacientes embarazadas con presentación de nalgas. Económicamente, también hay un ahorro en las pacientes en las que se ha conseguido el giro del feto.

Conclusiones

De los resultados obtenidos se desprende la hipótesis de que la acupuntura y la moxibustión **favorecen el giro** del feto en embarazas con presentación de nalgas en la semana 34 de gestación, y que es necesario realizar un estudio para corroborar dicha hipótesis estableciendo la asociación o no del éxito del giro a factores como la edad de la madre. En futuros estudios se tendrán de analizar si la multiparidad, el oligoamnios u otras variables influyen en el éxito del tratamiento.

Capítulo 5. Puerperio.

En el puerperio, se producen distintas transformaciones anatómicas y funcionales progresivas en el cuerpo que suelen iniciarse después del alumbramiento. Se trata de un ciclo en el cual los cambios que se han producido en tu anatomía y en los órganos y en las glándulas de tu cuerpo deben ser restituidos a su estado pre-grávido, es decir, antes del embarazo. Toda esta revolución hormonal no se limita solamente a sus funciones fisiológicas y endocrinológica, también inciden en las emociones y en el modo de sentir. Por eso, será muy importante conocer los cambios que se producen durante la maternidad.

Zuo Yue Zi

En China las mujeres tienen que estar en cama el mes entero después de haber tenido su parto, conocido como "Zuo Yue Zi" que significa "sentada todo el mes". La finalidad de este proceso es brindar a la mujer una etapa de recuperación en la que debe estar correctamente alimentada y sobre todo protegida del frio, ya que, según la medicina china, los vasos sanguíneos quedan vacíos después de dar a luz, dejando a la mujer vulnerable a cualquier enfermedad, y si es afectada por agentes extraños como el frio puede perjudicar aún más el bienestar de la madre, provocando desequilibrios que generen alteraciones como la escasa producción de leche materna[50].

Depresión postparto.

Después del parto pueden surgir síntomas transitorios de tipo mixto ansioso depresivo con tristeza, apatía, labilidad afectiva y trastornos del sueño que suelen remitir espontáneamente en una o dos semanas y no guardan relación con la depresión patológica o psicosis puerperal.

La depresión menor puede afectar hasta un 10% de las puérperas, apareciendo a los cuatro o diez días después del parto con una clínica marcada por la tristeza y llanto, apatía, baja autoestima, irritabilidad, insomnio, disminución del apetito sexual o ansiedad. Mientras que la depresión mayor suele aparecer en uno de cada doscientos nacimientos, especialmente en primíparas, al tercer o cuarto día de puerperio y parece estar relacionada con una historia psiquiátrica previa o familiar.

El embarazo y el parto como tal no son una enfermedad. A pesar de todo, la recuperación postparto debería ser un acto de obligado cumplimiento por el bien de la mamá y el bebé. El periodo del que estamos hablando es el puerperio que significa "el periodo perteneciente al niño". Durante esta fase los órganos reproductores de la madre vuelven a su estado original. Este periodo dura 6 semanas si todo va bien. En los casos en los que la madre haya sufrido un parto traumático, puede tardar hasta tres o seis meses en recuperarse por completo[51].

Según la Medicina China, tras el parto la mujer pierde mucha sangre. Si esta pérdida no se recupera con descanso y una correcta alimentación, puede derivar en problemas emocionales desde labilidad emocional o la temida depresión postparto. Esta deficiencia de sangre también se puede ver reflejada en el aumento de la sequedad cutánea o la caída del cabello tan típico del postparto. En términos chinos, el Corazón alberga el Espíritu-Mente (Shen) y gobierna la Sangre. Si la Sangre es deficiente ésta no puede sustentar al Shen. Es decir, si la Sangre del Corazón es fuerte y abundante, la mente estará sana, su Espíritu tranquilo y será capaz de pensar con claridad, gozando de buena memoria y un sueño reparador.

La acupuntura como ayuda en el postparto: proceso que tiene como finalidad nutrir la sangre, tonificar el organismo, aliviar las molestias del postparto, dar soporte en la lactancia materna y tratar al recién nacido si fuera necesario. Es un tratamiento excelente para lograr el bienestar físico y emocional de la madre.

Debido a que la labor del parto genera una deficiencia energética (Qi – Sangre) que expone a la mujer a los factores patógenos, su Qi o energía defensiva está debilitado. La mujer queda descubierta durante el parto sobre todo su mitad inferior, si el Qi o sangre se encuentra alterado pudiendo ser la causa de esto una perdida sanguínea excesiva durante el periodo de parto, hemorragia post-parto o desgarro perineal, deben ser solucionados de manera prioritaria debido a que se considera la causa se alterar el equilibrio energético del ser humano en este caso la mujer puérpera.

La pérdida sanguínea al desestabilizar este equilibrio genera alteraciones como es el caso de la depresión por xu xue y/o Yin sistémico, siendo el hígado y Corazón los zang más afectados, esto hace que el shen no se pueda estabilizar y la mujer sienta que no puede hacer frente a la vida, siendo la negación del cuidado de su hijo lo que más desea, entra en una especie de agotamiento existencial que en algunos casos puede ser grave.

Normalmente cuando se recupera la xue el shen se estabiliza y la mujer adopta conductas de crianza saludables.

Tratamiento propuesto:

36E – 17V – 39VB – 20V – 18V – 10B

Angustia y aprensión.

La mujer que va a dar a luz suele mostrarse temerosa y ansiosa liberando grandes cantidades de epinefrina que retrasan el trabajo del parto. Esto se puede evitar si la futura madre se siente más tranquila.

Tratamiento acupuntural.

Este tipo de angustia y aprensión se tratan con la punción de los puntos 5C ó 7C, 15V, y 23V.

Estrías y cicatrices en la piel.

Las estrías[52] cutáneas aparecen habitualmente durante el embarazo como consecuencia del rápido incremento de peso, produciéndose cambios de volumen corporal alternativos con aumento de tejido adiposo y conjuntivo que dilata la piel, aumento de producción de estrógenos que incrementan la retención de líquidos además de debilitar las estructuras de colágeno, y elastina, la falta de ejercicio y una dieta
desequilibrada. Una vez las estrías han aparecido, su eliminación es difícil y sólo se consiguen atenuarlas, por ello la prevención es fundamental.

Las estrías son lesiones causadas por la ruptura de fibras de colágeno y elastina debido a un aumento rápido de volumen que no permite a la piel, o que no es capaz de, crear fibras para aumentar los tejidos en la misma proporción.
Las estrías se generan del estiramiento excesivo de la piel que sobrepasa su capacidad de tensión. La deshidratación de la piel favorece la aparición de estrías. Por lo tanto, las estrías son pequeñas cicatrices de tejido nuevo que presentan un aspecto diferente al del resto de la piel debido a la ausencia de melanina.

La ruptura de los tejidos afecta también a las fibras de colágeno, elastina, a las terminaciones nerviosas e incluso a los vasos sanguíneos provocando la pobre irrigación sanguínea. Es por este motivo que el tejido fibroso nuevo no presenta el mismo aspecto que el adyacente. En grandes cicatrices, esta situación además puede ser motivo de insensibilidad, entumecimiento, sensación de frío e incluso hipersensibilidad y dolor.

Los factores más comunes por los que aparecen las estrías son:

- Crecimiento acelerado de la piel. Pueden aparecer en la pubertad.
- Obesidad y sobrepeso.
- Conseguir mucho volumen muscular en poco tiempo.
- Uso prolongado de anticonceptivos y corticoides.
- La flacidez muscular y la acumulación de líquidos.
- Embarazo.

Suelen aparecer principalmente en los muslos, el glúteo, el abdomen, el pecho y las mamas. Son perpendiculares a las líneas de tracción de la piel, paralelas entre sí y bilaterales.
Es común encontrarlas en mujeres después de un embarazo y en aquellas personas que han perdido una considerable cantidad de peso.

Existen dos tipos de estrías:

- **Las sonrosadas o moradas.** Son las más recientes y por lo tanto desaparecen más fácilmente. Aparecen en la primera fase del proceso y presentan ese color debido a la inflamación provocada por la cicatrización de los tejidos. Conforme se soluciona el proceso inflamatorio, empieza la cicatrización que terminará en la consolidación de la estría.

En esta fase, los tratamientos con Acupuntura son más efectivos y consiguen mejores resultaos. El mejor tratamiento sería el preventivo realizando controles visuales e interviniendo en los comienzos de las estrías sonrosadas cuando son de menor calibre. Si se interviene a tiempo, podemos lograr que la estría no se consolide nunca evitando así las marcas en la piel.

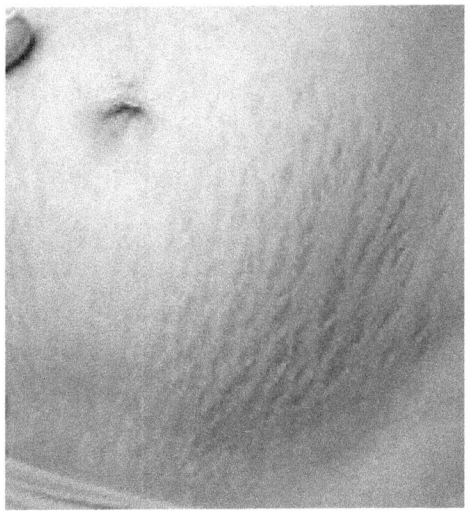

- **Las blancas.** Las estrías blancas ya son cicatrices establecidas y por lo tanto son permanentes. La Acupuntura provoca el estímulo de la circulación sanguínea y por lo tanto de la irrigación de la zona. Este fenómeno minimiza y difumina las estrías blancas mejorando notablemente el aspecto de la piel. Además, previene de la aparición de nuevas estrías ya que las zonas donde aparecen estrías son propensas a desarrollar más con el paso del tiempo.

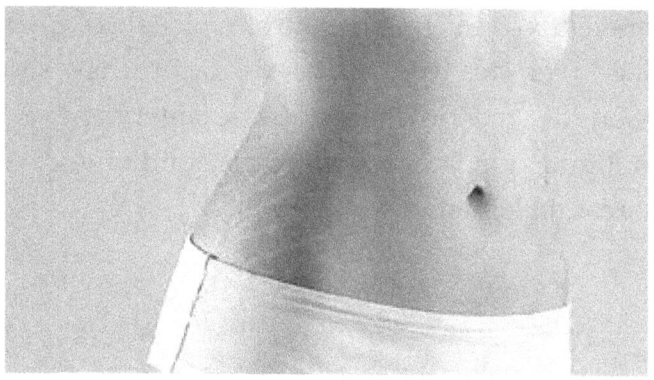

El tratamiento con Acupuntura consiste en mejorar el riego sanguíneo de la zona para que, de esta forma, en la primera de las fases, el tejido lesionado pueda regenerarse por completo evitando la aparición de la estría blanca, y en la segunda fase minimizar el aspecto del tejido nuevo mejorando la coloración natural de la piel y el grosos de la estría. Evidentemente, cuanto menos tiempo pase desde la aparición de la estría, más efectivo será el tratamiento.

Los resultados son visibles desde la primera o segunda sesión, aunque son necesarias entre diez y quince sesiones para anclar los resultados obtenidos y que
sean definitivos.

Los beneficios de la Acupuntura en el tratamiento de las estrías son:

- Mejora el aspecto y la espesura de la piel.
- Disimula y difumina el contraste entre la piel adyacente y la estría.
- Mejora el tono de color de la estría haciéndola menos visible.
- Previene la aparición de nuevas estrías en la zona de tratamiento.
- Mejora las sensaciones derivadas de la lesión de vasos sanguíneos y nervios como el hormigueo, la insensibilidad, el entumecimiento, …

El método.

Lo primero que debemos hacer es valorar la situación y establecer un objetivo coherente con la situación actual y las características propias de nuestro cliente, así como determinar qué zona vamos a trabajar primero si existen varias zonas que presentan estrías. Personalmente, me gusta hacer una foto de la zona, controlando las condiciones de luz, para que con el paso del tiempo tanto yo como el cliente podamos observar y valorar los resultados obtenidos.

El método básico es simple; tan sólo debemos estimular la irrigación sanguínea en la estría colocando múltiples agujas intradermales a lo largo de su recorrido.

Aunque el tratamiento propuesto por si sólo es muy efectivo, recomiendo la utilización de algunos puntos de Acupuntura que son beneficiosos en estos casos ya que influyen sobre los aspectos con los que vamos a trabajar.

1. Punción de puntos distales. Recomiendo:

a.17 Vejiga. Punto Hui de la Xue. A la altura de la depresión inferior de la apófisis espinosa de D7, 1,5 distancias lateralmente a la línea media posterior. Punción oblicua hacia el centro.

b.9 Pulmón. Tonifica el Pulmón, es Punto Hui de Vasos, Venas y Meridianos, y punto Yuan. En el extremo radial del pliegue distal de flexión de la articulación de la muñeca, por fuera de la arteria radial, por dentro del tendón del músculo abductor largo del pulgar. Punción perpendicular u oblicua hacia los dedos.

c.6 Bazo. Punto de reunión de los tres Meridianos Yin del Pie (Bazo, Hígado y riñón). A 3 distancias de la protuberancia máxima del maléolo interno, dorsalmente al borde tibial interno. Punción perpendicular u oblicua hacia la rodilla.

2. Acupuntura local a lo largo de las estrías para estimular la circulación sanguínea periférica y la renovación celular.

3. Retirar las agujas pasados entre 20 y 25 minutos.

4. Uso de cremas, tónicos o emplastos que potencien nuestro tratamiento. El objetivo principal de estos productos debería

ser hidratar la piel.

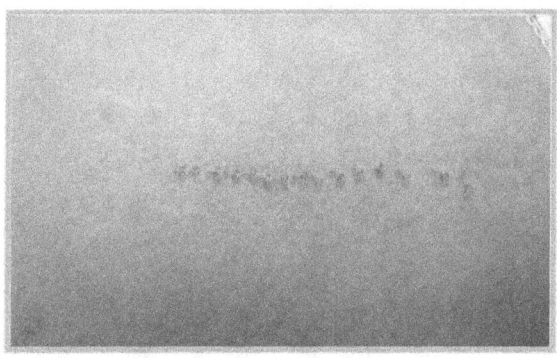

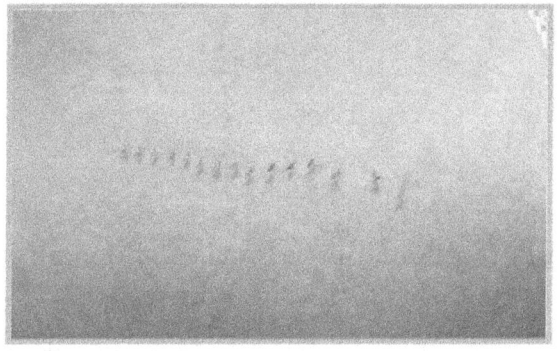

En un tratamiento "exprés", podemos realizar una sesión por semana, aunque es suficiente una cada diez o quince días, siendo necesarias como mínimo entre diez y quince sesiones dependiendo de cada caso.

Cicatriz de la cesárea

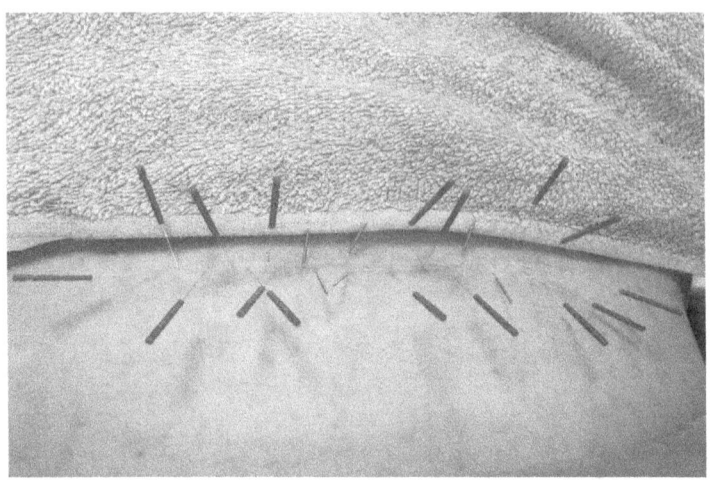

El tratamiento de las cicatrices con acupuntura tiene dos funciones.

El tratamiento será similar a las estrías. Como podemos observar en la fotografía, las agujas se sitúan alrededor de la cicatriz, y se dejan 20 minutos mínimo.

a) Eliminar las posibles interferencias que estas puedan hacer al recorrido del meridiano implicado. En Terapia Neural es de sobra conocido, que muchas veces estas interferencias pueden manifestar dolores en sitios de lo menos sospechados.

b) Conseguir una mejor cicatrización de la herida, en fase de cura.

Es interesante saber que se puede hacer al mismo tiempo balanceo de la zona punturada, es decir, con las agujas puestas hacer que el tejido se deslice con nuestras manos haciendo un balanceo de la zona.

Tratamiento fitoterápico.

La aplicación local de lagunas plantas con propiedades cicatrizantes, reepitelizantes y bio-estimulantes de los fibroblastos cutáneos, resulta beneficioso para regenerar y revitalizar la piel, y evitar las estrías. Entre ellas cabe destacar el aloe (gel), el aguacate (frutos), la caléndula (flores), la centella asiática (partes aéreas), la cola de caballo (tallos), el equiseto (partes aéreas), la equinácea (parte aérea y raíces), el alga fucus (talos), la hiedra (hojas y tallos) y el pensamiento (sumidades floridas)

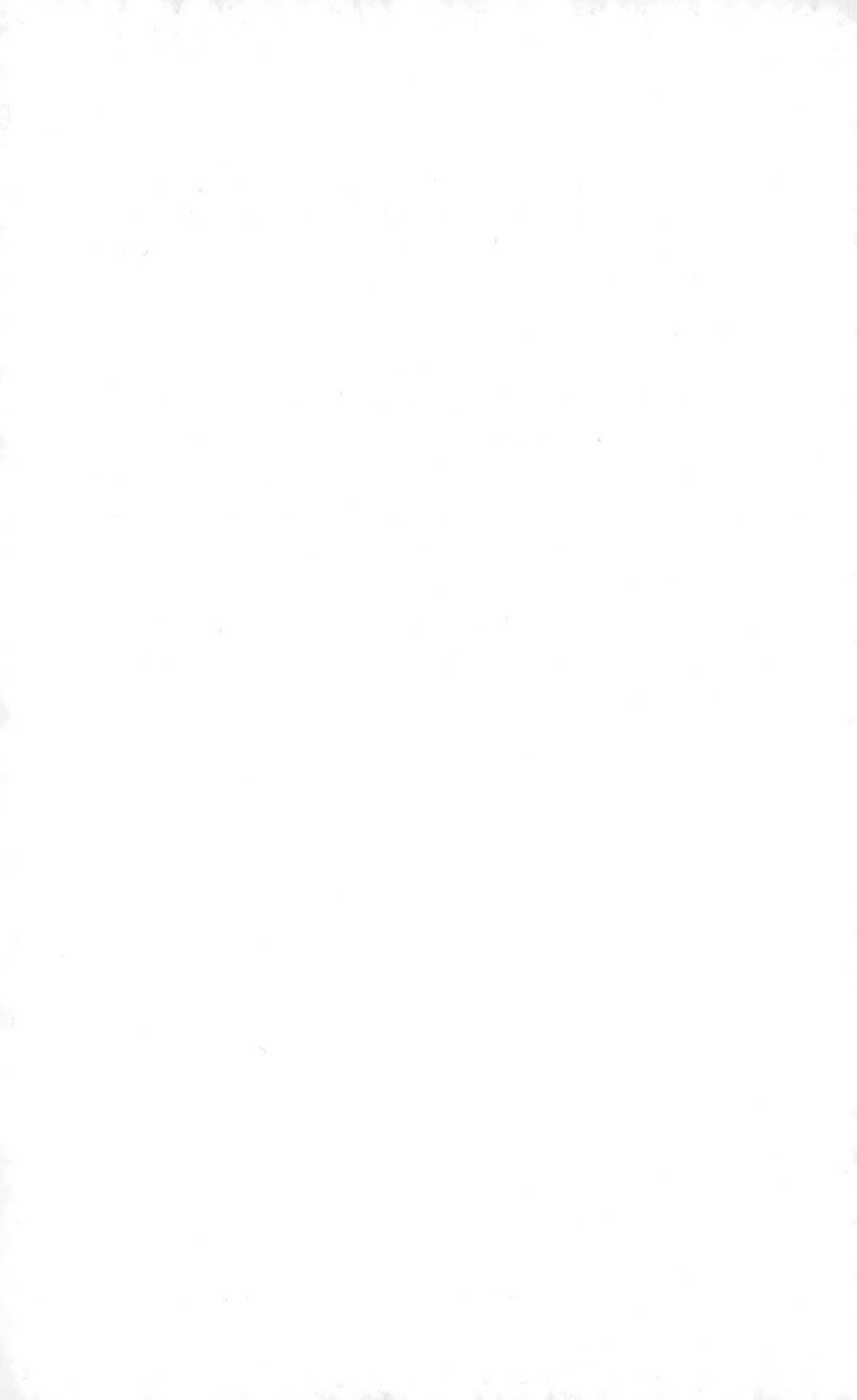

Capítulo 6. Lactancia.

Comienza propiamente cuando el pecho de la madre produce leche después del parto y una vez finalizada la primera secreción de un líquido que se denomina calostro.

Hipogalactia.

Hay una tesis espectacular en este sentido, titulada: "Efectos de la acupuntura en la producción de leche materna en pacientes postparto que presentaron hipogalactia, atendidas en la Maternidad de Corta Estancia del "Centro de Salud Carapungo 2", en el periodo septiembre 2016 - agosto 2017". Autoras: Sánchez Jácome Karolina, Elizabeth Valdiviezo Ayala Evelyn Grace.

Hoy sabemos que la acupuntura puede liberar la secreción de prolactina[53].

Según la medicina tradicional acupuntura, se describe la escasez de leche, en dos tipos:

Tipo Xu: (insuficiencia de energía y sangre), poca leche sin distensión de los senos o cara pálida, anorexia, respiración corta, heces blandas, labios y uñas de color opaco, pulso filiforme y lengua pálida. En la mayoría de los casos esta insuficiencia se ve asociada a amenaza de aborto, anemia y otras alteraciones como malnutrición por exceso e hipertensión arterial.

Tipo Shi: con distensión de los senos, carencia de leche, opresión torácica, constipación, orinas oscuras y escasas. Entre las causas de esta alteración se encuentran involucrados síntomas como: astenia, anorexia, estrés emocional o un método incorrecto de amamantar.

Técnica puntos generales:

Puntos para estimular la producción de leche Riñón:

6R. Zhaohai, que significa "mar brillante", se localiza en la depresión debajo del hueso del tobillo, en la cara interna del pie, requiere estimulación masajeándolo a diario. Se utiliza para tratar problemas menstruales, leucorrea, estreñimiento, epilepsia, micción frecuente y problemas generales en el útero. Así como, estimulación de la producción de leche[54].

3Hígado: Se encuentra en la parte superior del pie en una depresión entre el primero y segundo hueso metatarso. insomnio, el síndrome premenstrual, alivia la irritabilidad, el dolor de cabeza, los problemas de la vista, problemas de lactancia.

17RM Shanzhong : Situado en la línea media del esternón a nivel del cuarto espacio intercostal; tiene entre sus indicaciones la insuficiencia láctea, mastitis y otros trastornos del pecho.

14VB Jianjing: regular la energía del pecho.

6MC Neiguan: Se halla situado a 2 cm sobre la muñeca, entre los 2 tendones en la cara anterior del antebrazo; constituye un punto distal que tiene influencia en todas las enfermedades del pecho.

1ID Shaoze (Intestino delgado): Se encuentra ubicado en el ángulo ungular externo del quinto dedo de la mano; es un punto eficaz para aumentar la secreción láctea.

Una manera de estimulación de estos puntos es simulando un bombeo, y masajeando las mamas en sentido a las manecillas del reloj con algún lubricante como aceite para fomentar la producción de leche, proceso que debe llevarse a cabo de manera diaria.

Por Xu:
- *Insuficiencia de Qi y sangre:* sus síntomas son la ausencia de lactancia después del parto, y cuando sale la leche, ésta suele ser clara.

    Tratamiento: 17RM, 18E, 1ID, 20V y 36E.

Por Xhi:
- *Inhibición del hígado y estancamiento de Qi:* sus síntomas son falta de leche después del parto y opresión y dolor en las mamas.

    Tratamiento: Zulingti y 37VB. Todos los días.

Tratamiento fitoterápico.

Existen plantas que estimulan las glándulas mamarias para que produzcan leche (galactogagas o galactógenas), aunque solo hay datos de algunas plantas usadas tradicionalmente con esta finalidad. Entre ellas cabe destacar la albahaca (hojas), alcaravea (frutos), la alholva (semillas), el anís estrellado (frutos), el anís verde (frutos), el comino (frutos), el eneldo (frutos), la galega (sumunidades floridas) o el hinojo (frutos).

Por otra parte, el tratamiento de la hipergalactia puede tratarse con algunas plantas de acción galactófuga, como la caña común (raíces y rizomas).

Inflamación de las mamas y mastitis.

Existen situaciones en que debido a alteraciones del sincronismo neurohormonal, mastoplastias fibroquísticas (bultos o engrosamientos mamarios), propio aumento de senos durante la lactancia, golpes o traumatismos, pueden generarse sensibilidad en las mamas y/o dolor, en que aparezcan grietas en el pezón con la consiguiente entrada de microorganismos, a través de las mismas y provoque un cuadro de senos tensos y dolorosos, acentuada red venosa, dolor que se irradia hacia la axila y estado febril conocido como mastitis.

Puntos para utilizar:

- 44E
- 40E

- 9B
- 6B
- 14H
- 21B (este es desde mi punto de vista el más útil)

Tratamiento fitoterápico.

Para la inflamación de las mamas pueden usarse internamente el aceite de onagra y los frutos de sauzgatillo, y externamente hojas de col. Mientras que para las mastitis pueden utilizarse internamente los bulbos de ajo, la cebolla, los tallos y corteza de dulcamara, las raíces de equinácea, y las hojas y sumidades floridas del tomillo, y externamente las hojas de col, las raíces de zanahoria y el salvado de trigo.

Grietas de pezón.

Durante la lactancia, el pezón sufre constantemente debido a la humedad provocada por la leche y el succionamiento y aplastamiento que ejerce el recién nacido al amamantarse.

Tratamiento fitoterápico.

En el caso que las grietas ya hubieran aparecido se puede usar externamente las semillas de alholva, las flores de zucena y las hojas de fresal.

Capítulo 7. Afecciones ginecológicas, obstetricias y genitourinarias

Tratamiento de afecciones ginecológicas.

Tanto la acupuntura como la fitoterapia resultan de gran ayuda en el tratamiento de un gran número de afecciones ginecológicas como el síndrome premenstrual, menopausia...Disponemos en el caso de la fitoterapia de numerosas plantas medicinales con acción hormonal, antiinflamatoria, analgésica, sedante, espasmolítico, vasoconstrictora, miorrelajantes, antihemorrágica o antiséptica.

Primeramente, se explicará brevemente estos desórdenes ginecológicos, para pasar a continuación al tratamiento fitoterapéutico y acupuntural que se utiliza en estas afecciones.

Síndrome premenstrual.

El término síndrome premenstrual (SPM), se usa para describir una mezcla compleja de síntomas psicológicos y físicos molestos y repetitivos que pueden presentar la mayoría de las mujeres, con mayor o menor intensidad, en la segunda **mitad del ciclo (Fase Yang).** Por lo general, suelen desaparecer la víspera o el primer o segundo día del inicio de la regla, aunque estos síntomas podrían prolongarse y continuar durante la menstruación, desapareciendo completamente después de ésta, volviéndose a manifestar cíclicamente cada mes.

Se han descrito más de cien síntomas asociados al síndrome premenstrual que pueden variar mucho de una mujer a otra, siendo los más frecuentes las alteraciones de ánimo (irritabilidad, nerviosismo, agresividad, ansiedad, depresión, hiperhemotividad) y las manifestaciones congestivas edematosas (retención de líquidos, distensión abdominal, aumento transitorio de peso, mastalgia, tensión mamaria). Pero también hay otros síntomas como migrañas, trastornos del tránsito intestinal o del apetito, palpitaciones, calambres, dolores en la espalda, fatiga, trastornos del sueño, acné o seborrea.

Lo primero que deberemos hacer es revisar la evidencia en este sentido, para ello utilizare el presente metaanálisis.

Review > BJOG. 2011 Jul;118(8):899-915. doi: 10.1111/j.1471-0528.2011.02994.x.
Epub 2011 May 24.

Acupuncture for premenstrual syndrome: a systematic review and meta-analysis of randomised controlled trials

S-Y Kim [1], H-J Park, H Lee, H Lee

Affiliations + expand
PMID: 21609380   DOI: 10.1111/j.1471-0528.2011.02994.x
Free article

En este estudio me llamo mucho la atención de la parte:

Aplicabilidad de la evidencia

Según los autores (pueden ver el manuscrito en el enlace)[4] los ensayos que revisar difieren en los tipos de acupuntura, intervenciones utilizadas, procedimientos de control y medidas de resultados. Resaltando que estas diferencias son comunes en los estudios de acupuntura, punto débil en nuestro campo de investigación. No es fácil evaluar si la acupuntura que intervino en el tratamiento fue óptima para el alivio del (SPM), pues hay muchas variables en estos estudios que no se controlan, siendo varios factores los que podrían tener un impacto en los resultados; diagnóstico, puntos de acupuntura seleccionados, intensidad, duración, estimulación, número total de sesiones y período de tratamiento. Aunque las intervenciones de acupuntura varían mucho, los estudios incluidos tienen un promedio de más de 20 sesiones de tratamiento de acupuntura durante tres ciclos menstruales.

---

[4] **https://pubmed.ncbi.nlm.nih.gov/21609380/**

Los puntos de acupuntura aplicados en cada estudio fueron también los de uso común en la práctica general de acupuntura para obstetricia/ginecología.

Después de la revisión de este metaanálisis los puntos más utilizados en relación con las diferentes investigaciones consultadas (ver enlace) han sido: 3h (n=6)[5], 6B (n=5), 6MC (n=4), 20DM (n=4), 4RM (n=5), 6RM (n =4), 17RM (n=3), 17V (n=3), 18V (n=4), 20V (n=4), 23V (n=6).

Una curiosidad: cuando estudiamos el SPM es que los puntos más usados son: 3H y 23V, de algún modo esto nos señala que el bloqueo de Qi de hígado en estas pacientes es muy común, pues el 3H es un punto comúnmente usado en este patrón, el 23V es el punto shu de Riñón.

23V[55] Protege el riñón y enriquece el yin, regula el ciclo menstrual, moviliza y elimina el agua.

3H Tonifica el hígado y dispersa el viento, lo descongestiona y ordena la energía. Muy indicado en trastornos menstruales.

Conclusiones:
Los análisis de los diversos estudios dieron resultados positivos en los tratamientos con acupuntura. Sin embargo, el estudio señala algo que me llamo mucho la atención:
Precaución. Dado que la evidencia empírica indica que en

---

[5] n = al número de ensayos consultados en este Metaanálisis.

algunos países **sólo producen resultados positivos** en estudios de acupuntura, nuestra revisión puede no estar libre de esta predisposición sesgada.

Este sesgo es un problema serio que presenta la Acupuntura, pues si esto es verdad, y parece ser que así lo es, los análisis de los trabajos siempre pueden tener este sesgo, será necesario pues tener siempre este fenómeno presente en nuestras investigaciones, es decir, ser mas escéptico si cabe.

Tratamientos propuestos según patrones.

Según la medicina tradicional china, existen tres etiologías principales en el síndrome premenstrual: bloqueo de Qi de Hígado, insuficiencia de Yin de Hígado y Riñones e insuficiencia de Yang de Bazo y Riñones.

Bloqueo de Qi de Hígado.

Sus signos clínicos más frecuentes en el síndrome premenstrual son los trastornos emocionales, sufre de agitación, irritabilidad y dolor congestivo mamario. Como signos generales ocurre congestión torácica, estado taciturno fuera del ciclo menstrual, dolor en el hipocondrio, inapetencia, insomnio, boca amarga y deshidratada, lengua roja con capa fina y blanca.

Tratamiento: 3MC, 3H, 6BP y 6RM.

Insuficiencia Yin de Hígado y Riñones.

Produce un déficit sanguíneo e hipomenorrea, fiebre que llega a ser fluctuante debido a la insuficiencia de Yin, y si hubiese una ascensión patológica del Yang, éste podría llegar a causar reglas con carácter abundante.

Tratamiento: en modo de tonificación los puntos 6BP, 23V, 6R, 3R, 7C, y en modo dispersión 3H.

Insuficiencia Yang del Bazo y de Riñón.

Como signos específicos nombrar el edema en la cara y los miembros, distensión abdominal, ciclo menstrual largo, con poco fluido y color de la sangre pálida, aunque también puede darse con flujo abundante, sangre pálida y de consistencia muy fluida.

Tratamiento: 6BP, 36E, 6RM, 4RM, 40E en tonificación todos los puntos.

Tratamiento fitoterapéutico.

La fitoterapia puede resultar útil en el tratamiento de SPM en mujeres que tienen síntomas leves o moderados, siendo la elección el **sauzgatillo o agnocasto** (frutos maduros), que actúa sobre la glándula pituitaria estimulando y normalizando la función hormonal.

También pueden ser beneficiosos los aceites ricos en ácidos grasos esenciales, como el de las semillas de borraja, del grosellero negro o de la **onagra**.

Así como otras plantas que están indicadas para la menopausia como la **cimífuga** (rizomas y raíces) y la soja (semillas).

En caso de que se manifieste trastornos del humor se pueden utilizar plantas de acción antidepresiva, como el hipérico (sumidades floridas), o sedante como la amapola de California (sumidades floridas), espino albar (sumidades floridas), el lúpulo (conos femeninos), la melisa (hojas), la pasiflora (partes aéreas), o la valeriana (rizomas, raíces y estolones)

Para combatir la retención de agua y los trastornos venosos se pueden emplear plantas diuréticas y venotónicas. Entre las plantas con acción diurética están el abedul (hojas), el diente de león (raíces y hojas), el ortosifón (hojas y extremidades de los tallos), la vara de oro (sumidades floridas) y la vellosilla (planta entera). Con acción venotónica tenemos el castaño de indias (semilla y corteza), el ciprés (gálbulos), el rusco (rizomas y raíces) la vid roja (hojas).

Basándonos en la Materia Médica en Medicina China[56]

Menthae herba (Menta China):

Mueve y regula el Qi, sobre todo en el bloqueo de Qi de Hígado, muy indicada en el síndrome premenstrual.

Naturaleza Fría.
Sabor: Picante y aromático
Tropismo: Pulmón e hígado
Dirección: ascendente

Evitar madres en lactancia.
El uso crónico debilita el Qi y el yang.

Aesculi semen (Castaño chino):

Mueve y regula el Qi, sobre todo en el bloqueo de Qi de Hígado, muy indicada en el síndrome premenstrual y tensión mamaria. También muy buena para el dolor del SPM.

Naturaleza Tibia. ++-
Sabor: Dulce
Tropismo: Estómago e hígado
Dirección: descendente

No usar en deficiencias de Qi o yin.

Litchi semen (Semilla de lichi)

Mueve la sangre, por ello es buena en dolor premenstrual.

Naturaleza Tibia.
Sabor: Dulce y astringente
Tropismo: Estómago e hígado
Dirección: ascendente

Curcumae radix (Cúrcuma)

Mueve y regula el Qi, sobre todo en el bloqueo de Qi de Hígado, muy indicada en el síndrome premenstrual.
También mueve la sangre estancada y las masas del abdomen.

Naturaleza Fría.
Sabor: Picante, aromático y amargo
Tropismo: Pulmón, corazón e hígado
Dirección: Profunda

Contraindicada en falta de signos de estancamiento de Qi y xue, deficiencia de yin después de perder xue.

Lycopi herba (licoppo de china)

Mueve la xue, esto la hace buena para los trastornos menstruales. También disuelve la estasis de xue, mueve y regula el qi.

Naturaleza Tibia.
Sabor: Picante, amargo y aromático
Tropismo: Bazo e hígado
Dirección: profunda

No utilizar en ausencia de estasis de xue.

Alteraciones menstruales.

Dismenorrea.

Se define como la menstruación difícil o dolorosa, manifestándose como un dolor pélvico o abdominal, con posible irradiación a las caderas, parte inferior de la espalda y muslos, que aparece en em momento o poco antes de la menstruación y termina al cabo de dos días. Algunas mujeres también presentan náuseas, vómitos, diarrea, sofocos o malestar general.

Hay que resaltar la diferencia con el síndrome premenstrual en que el cuadro doloroso coincide con la ovulación y la dismenorrea aparece durante la menstruación.

La dismenorrea se denomina primaria si aparece desde el inicio de la primera menstruación y no es consecuencia de una patología orgánica demostrable. Por lo general mejora con la edad, tras los embarazos y partos.

La dismenorrea secundaria, suele tener un comienzo más tardío y existe una enfermedad ginecológica subyacente responsable del cuadro doloroso (endometriosis, malformaciones uterinas, enfermedad pélvica inflamatoria, infecciones genitales crónicas, tumores). El dolor puede persistir durante toda la regla incluso puede persistir durante todo el ciclo.

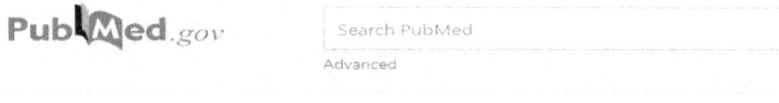

> Akush Ginekol (Sofiia). 1996;35(3):24-5.

[The effect of acupuncture in dysmenorrhea]

[Article in Bulgarian]
D Tsenov

PMID: 9045554

En este trabajo del Dr Tsenov[6] se llegó a esta conclusión: El autor asumió la tarea de estudiar el efecto del tratamiento de la dismenorrea por acupuntura. El objeto del estudio fueron 48 mujeres en edad reproductiva divididas en 2 grupos: 1er grupo (24 mujeres con dismenorrea primaria, 2o grupo, 24 mujeres con dismenorrea secundaria).

El tratamiento de acupuntura incluyó puntos de acupuntura: 4IG, 6B, 10B, 36E 2RM, 3RM, 5MC, 6B, 20V y 23V.

En los puntos se buscó el DeQi y se dejó las agujas 30 minutos.

En el primer grupo fue muy bien después de un curso de 2-4 sesiones de acupuntura antes de la menstruación. En el segundo grupo el efecto fue satisfactorio en el 50% de los casos después de dos cursos de tratamiento de acupuntura.

Conclusión: el efecto del tratamiento de la acupuntura en la dismenorrea depende de su tipo, en el caso de la primaria su efecto es superior a la secundaria, esto es obvio pues en la segunda usar puntos sin tratar su posible afección asociada es concordante con los datos.

Tratamiento.

En medicina china, se divide en dos tipos:

Dismenorrea del tipo Shi.

---

[6] https://pubmed.ncbi.nlm.nih.gov/9045554/

Es debida a la coagulación de la sangre en el útero y causada por trastornos emocionales tales como ansiedad, melancolía e ira, o por invasión de frío.

Tratamiento: 3RM, 10BP, 8BP, 4IG, 27E.

Dismenorrea del tipo Xu.

Es debida a la insuficiencia de Qi y de sangre con disfunción de los canales Ren y Chong.

Tratamiento: 4RM, 20V, 23V, 36E, 6BP.

Tratamiento fitoterápico.
En el caso de la dismenorrea secundaria la fitoterapia es poco efectiva ya que se debe diagnosticar correctamente la causa del dolor.

En las dismenorreas primarias tienen efectos beneficiosos sobre los síntomas diversas plantas medicinales con acción analgésica, antiinflamatoria, antiespasmódica, emenagoga, hormonal, sedante o venotónica.

Estas plantas se utilizan normalmente, en asociación, destacando entre ellas:

Plantas analgésicas y antiinflamatorias: harpagofito (raíz), la matricaria (hojas y parte aérea), el sauce (corteza)

Plantas antiespasmódicas: la angélica (raíz), la argentina (sumidad florida), la manzanilla común (capítulos florales), la milenrama (sumidad florida), la pulsatilla (hojas y flores), la salvia (hojas), el viburno americano (corteza de tronco y de las ramas)

Plantas emenagogas que provocan o facilitan la aparición de la menstruación: perejil (hojas y raíces)

Plantas reguladoras del equilibrio hormonal: cimífuga (rizomas y raíces), el sauzgatillo (frutos maduros).

Plantas con propiedades sedantes para atenuar el componente psíquico: la amapola de California (sumidades floridas), espino albar (sumidades floridas), el lúpulo (conos femeninos), la melisa (hojas), la pasiflora (partes aéreas), o la valeriana (rizomas, raíces y estolones)

Plantas venotónicas: el castaño de indias (semilla y corteza), el ciprés (gálbulos), el rusco (rizomas y raíces) la vid roja (hojas).

Amenorrea, hipomenorrea y oligomenorrea.

La amenorrea se define como falta de menstruación, pudiendo ser **primaria o secundaria,** según que la menstruación no haya aparecido en la pubertad o haya cesado después de haber aparecido, respectivamente. El tratamiento de la amenorrea será diferente de cuál sea su causa. Si la amenorrea es secundaria por una anormalidad anatómica, endocrina...primero debe corregirse esta patología. Si es debido a la obesidad, exceso de ejercicio, dieta, factores emocionales o estrés, se puede restaurar la menstruación mediante una dieta, ejercicios o controlando el estrés. Algunos medicamentos pueden causar amenorrea, por eso debemos tenerlos en cuenta.

La hipomenorrea es una menstruación deficiente en cantidad, pero a intervalos normales, no estando claras las causas, aunque la mayoría de los casos se atribuye a una gran concentración del miometrio.

La oligomenorrea es una alteración de la duración, un sangrado menstrual inferior a tres días de duración, producido habitualmente por un trastorno en el funcionamiento de los ovarios.

Tratamiento acupuntural.

La amenorrea puede ser causada, según la medicina china, por:

Estasis de sangre:

Se crea un estancamiento de Qi que conlleva aun estado de ánimo depresivo, ansiedad e irritabilidad.

Tratamiento: con el método dispersante 3RM, 10BP, 6BP, 2H, 29E, 32E y 4IG.

Agotamiento de sangre:

La menstruación viene retardada y existe una disminución gradual del flujo menstrual hasta que aparece la amenorrea, suele venir acompañada de cara amarillenta, sequedad de la piel, pérdida de ánimo, anorexia o heces blandas.

Tratamiento: será con el método tonificante los puntos 4RM, 18V, 20V, 23V, 25E,36E, Y 6BP.

Tratamiento fitoterápico.
Los frutos maduros del sauzgatillo, al inhibir la secreción de prolactina, pueden ser útiles en el tratamiento de la amenorrea debida a la hiperprolactinemia. Los rizomas y las raíces de la cimífuga, que actúa sobre el sistema endocrino y lo regulariza, son de utilidad en la amenorrea debida a la disminución de la función ovárica. Existen otras plantas que aumentan el flujo menstrual como por ejemplo el ajenjo (sumidades floridas y hojas), el perejil (hojas y raíces) o la ruda (hojas y sumidades floridas). Aunque pueden ser peligrosas ya que en cantidades elevadas pueden ser abortivas.

Otras plantas usadas comúnmente para la amenorrea e hipoamenorrea, son de utilidad por sus efectos espasmolíticos, antiinflamatorios o sedantes. La alcaravea (frutos), la angélica (raíz), la manzanilla común (capítulos florales), la milenrama (sumidad florida), la pulsatilla (hojas y flores), la salvia (hojas), el viburno americano (corteza de tronco y de las ramas), el romero (hojas y sumunidades floridas), la salvia (hojas)

Hemorragias uterinas.

Otros desórdenes menstruales son las hemorragias uterinas, como la menorragia (o hipermenorrea) que es una menstruación anormalmente abundante y prolongada, que puede ser causada por infecciones, pólipos o tumores en la cavidad pélvica, trastornos de la coagulación, desequilibrio hormonal, un embarazo anormal, hiper o hipotiroidismo, obesidad o ciertos tratamientos médicos. La metrorragia es una hemorragia uterina sin relación con los días del ciclo menstrual, pudiendo ser una causa funcional (desequilibrio hormonal) u orgánica (pólipos, tumores, lesiones en el endometrio, infección o inflamación del útero o del cuello del útero, embarazo extrauterino, enfermedades de tiroides, diabetes o coagulación de la sangre).

Tratamiento acupuntural.

Metrorragia tipo Shi:

Aplicaremos acupuntura en los puntos 6RM, 6BP, 1BP, juntamente con los puntos de las siguientes divisiones:
- Calor en sangre: hemorragia profusa, de color rojo vivo y flujo espeso.
  Tratamiento: 5R y 1BP.
- Humedad y calor: los síntomas son hemorragia profusa, color de la sangre rojo-morado y flujo pegajoso.
  Tratamiento: 3R y 9BP.

- Inhibición de Qi: sus síntomas son hemorragia abundante, color de la sangre normal, ocasionalmente con coágulos.
  Tratamiento: 3H, 6TR y 1H.
- Estasis de sangra: los síntomas son hemorragia profusa brusca o gotas sin interrupción, color del flujo morado oscuro y con coágulos.
  Tratamiento: 8BP, 30E y 12BP.

Metrorragia tipo Xu: aplicaremos acupuntura en los puntos 4RM, 6BP, y 23V. A su vez se divide en:
- Insuficiencia de Bazo: hemorragia profusa con flujo de color pálido y acuoso.
  Tratamiento: 6RM, 20V, 36E.
- Insuficiencia de Yang Renal: hemorragia profusa y prolongada, teniendo un flujo ligeramente rojo.
  Tratamiento :6RM, 4DM y 7RM.
- Insuficiencia de Yin Renal: hemorragia con flujo escaso y de color rojo vivo.
  Tratamiento: 2R y 10R.
  HEMORRAGIAS UTERINAS FUNCIONALES.
  Según la medicina china existen dos diferenciaciones:
- *Calor en Sangre:* Eliminamos el calor y paramos la hemorragia.
  Tratamiento: 4RM, 1BP, 3H y 2R en método dispersante.
- *Deficiencia de Qi: Debemos* regular los canales Chong y Ren Mai.
  Tratamiento: tonificaremos 4RM, 1BP, 20DM, y 4TR.

Tratamiento fitoterápico.

Para controlar las menstruaciones excesivas se utiliza principalmente los frutos maduros del sauzgatillo, para estimular la producción natural de progesterona, vía incremento de la secreción de hormona luteinizante (LH).

Otras plantas que se han utilizado tradicionalmente para las hemorragias uterinas son aquellas que tienen acción vasoconstrictora y hemostática entre las que destacan: la bolsa de pastor (partes aéreas), el ciprés (gálbulos maduros), el erigero (sumudades floridas), la hamamelis (hojas y corteza) el hidrastis (rizoma y raíces), la ratania (raíces) o el viburno americano (corteza del tronco y ramas)

Menopausia.

El término menopausia se refiere al cese permanente de la menstruación debido a la pérdida de la actividad folicular del ovario que por término medio sobreviene a los 52 años, aceptándose que deben haber transcurrido 12 meses consecutivos de amenorrea para decir que existe menopausia.

Este cese de la menstruación no se produce bruscamente, sino que se establece de forma progresiva a lo largo de varios años. Al periodo anterior a la menopausia, durante el cual la mujer tiene irregularidades en su menstruación, hasta un año después del cese menstrual definitivo, se le denomina perimenopausia. El término postmenopausia correspondería al periodo de tiempo que le sigue a la última menstruación y abarca aproximadamente 10 años.

Aunque la menopausia no es ninguna enfermedad, si no un fenómeno fisiológico normal en la vida de la mujer, las variaciones hormonales producen varios síntomas que pueden verse agudizados por razones psicológicas o sociológicas, y que afectan negativamente al estado de ánimo y a la calidad de vida de casi el 50% de las mujeres menopáusicas.

Los principales síntomas asociados a esta etapa de la vida de la mujer, además de alteraciones del ciclo menstrual son: manifestaciones vasomotoras (sofocos, sudores nocturnos, palpitaciones, cefaleas), alteraciones psicológicas (irritabilidad, nerviosismo, astenia, tendencia depresiva, trastornos en el sueño, dificultad en la concentración, pérdida de memoria), alteraciones en el tracto urogenitario inferior (atrofia urogenital, disuria, incontinencia de esfuerzo o de apremio, prurito vulvovaginal, descenso del deseo sexual) y alteraciones de la piel (adelgazamiento de la piel, cambios de pigmentación, pérdida de elasticidad, sequedad). Además, a largo plazo, la falta de hormonas femeninas asociada a la menopausia implica un aumento de peso y redistribución de la grasa corporal del tipo masculino, así como un aumento del riesgo de la aparición de osteoporosis y de enfermedades de tipo cardiovascular (hipertensión y arteriosclerosis)

Vamos a estudiar un metaanálisis que desde mi punto de vista es muy interesante.

REVIEW ARTICLE

Effects of acupuncture on menopause-related symptoms and quality of life in women in natural menopause: a meta-analysis of randomized controlled trials

Hsiao-Yean Chiu, RN, PhD,[1] Chieh-Hsin Pan, RN, MSN,[1] Yuh-Kae Shyu, RN, PhD,[2] Bor-Cheng Han, PhD,[3] and Pei-Shan Tsai, RN, PhD[1,4]

Este metaanálisis implicó investigar los efectos de la acupuntura sobre los síntomas relacionados con la menopausia y la calidad de vida del paciente en este caso mujeres que tienen menopausia.

Se estudio sobre todo los sofocos que experimentan las pacientes, su frecuencia y síntomas asociados. Un síntoma asociado es el efecto vasomotor entre las mujeres con menopausia.

Este estudio señala que los efectos de los sofocos duran o persisten hasta los tres meses de tratamiento.

Aunque los mecanismos de los sofocos no se entienden bien, se observa una reducción de la concentración de A-endorphin en el hipotálamo resultante de bajas concentraciones de estrógenos, esto podría ser una posible causa. La reducción de las concentraciones de endorfinas conduce a una caída en el punto de ajuste de la termorregulación en el hipotálamo[57][58] y regular la liberación de CGRP[59], un vasodilatador que puede mediar en lo antes mencionado síntomas vasomotores[60]. Un posible mecanismo de los efectos de la acupuntura en los síntomas vasomotores es a excreción de CGRP a través de la modulación de la endorfina A. Aunque un estudio anterior[61] sugirió una reducción significativa de la orina CGRP después de la acupuntura, sin embargo, otro estudio no corroboro esta información[62] hipótesis. Por lo tanto, los mecanismos exactos de los efectos de la acupuntura en los síntomas vasomotores sigue sin estar claro.

Ahora y esto es muy interesante, pues se ha demostrado que la acupuntura falsa es igual de efectiva que la real.

Este resultado es en línea con las revisiones anteriores[63][64], después de una revisión sistemática anterior concluyó que aproximadamente el 60% de los RCT reveló que la acupuntura **falsa era tan eficaz como la verdadera** acupuntura, especialmente cuando la necesidad superficial era aplicada a los No-puntos no[65]. Una posible razón a este efecto de la acupuntura falsa en los sofocos es que la acupuntura falsa (toque ligero de la piel) podría inducir un estímulo límbico, lo que resulta en reacciones emocionales y hormonales[66] como la liberación de A-endorphin.[67][68]. Debido a que la endorfina A
está implicada en el mecanismo de reducción de síntomas vasomotores después de la acupuntura, esta contención podría explicar por qué la acupuntura falsa produce un efecto en la frecuencia los sofocos similares a la que produce la verdadera acupuntura.

Los puntos usados fueron en este metaanálisis.

Outcomes	Instruments	Acupuncture points	Exp/Con AR (%)	Use of ITT analysis	Adverse effect	Follow-up (mo)
Hot flash frequency and severity QoL	Daily diary MSQoL	CV4, KI3, SP6, BL23, HT6, KI7	0/5.5	Yes	NR	2
Hot flash frequency and severity	Daily diary	No standard point	2.2/11	No	NR	6 and 12
Hot flash frequency and severity Menopause symptoms	Daily diary MRS	ST36, SP6, LI4, PC6, HT7, HT8, CV4	7.4/11.5	Yes	None	2
Hot flash frequency and severity	Daily diary	ST36, SP6, LI4, PC6, HT7, HT8, CV4	6.8/18.6	Yes	Common cold, 4.3%; muscle pain, 1.7%; joint pain, 1.7%; headache, 0.8%; nausea, 0.8% (unrelated?)	0.5 and 1
Menopause symptoms	MRS					
Hot flash frequency and severity Menopause symptoms	Daily diary MRS-II	CV4, GV20, GB20, PC6, ST36, SP6, LI4, KI3	0/0	No	None	3
Hot flash frequency and severity QoL	Daily diary MSQoL	Basic: KD3, SP6, REN4, and UB23; add another one to two points for additional symptoms	0/23.5	Yes	Bleeding, 66.7%; discomfort, 58.3%	1
Number of vasomotor symptom QoL	Daily diary MSQoL	DU20, LI4, LI11, PC6, HT7, DU14, UB15, UB18, UB20, UB23, REN6, REN17, SP6, KID3, GB34, ST36, LIV3	40/80	No	NR	No
Hot flash frequency and severity QoL Menopause symptoms	Daily diary MSQoL MRS	CV12, CV4, ST36, SP6	9.5/0	Yes	Discomfort (fatigue, stomach upsets, flare-ups, and headache), 19%; burn, 23.8%	No
Menopause symptoms	MRS	ST36, LI4, KI3, LR3, EX-NH3, CV3	3.6/3.7	No	None	No
Hot flush frequency	Flash score (log)	Select 6-12 points from UB23, UB20, UB15, UB17, DU9, DU4, SP9, SP6, LU7, KI6, KI3, KI7, H6, H7, LIV3, DU24, GB20	12.9/14.3	No	None	1 and 3
Hot flash frequency and severity	Daily diary	SP4, SP6, HE7, LI11, LIV2, KI6, LU7, PC6, GB34, LIV3, REN4, GB20	9.8/13.5	Yes	None	1 and 7 wk
Hot flash frequency	Daily diary	BL15, BL23, BL32, HT7, SP6, SP9, LR3, PC6, GV20	0/15.4	Yes	NR	3 and 6

Tratamiento acupuntural.

El tratamiento de la menopausia desde el punto de vista de la medicina tradicional china, la podemos dividir en dos; el tratamiento por la insuficiencia de Yin de Riñón e Hígado, o por la insuficiencia de Yang de Riñón.

Insuficiencia de Yin de Riñón e Hígado:

Se tonificará el Yin de R y H, asociado a una dispersión del calor debido a insuficiencia.

Tratamiento: 23V, 7R, 6BP, 3RM, y Si Shen Cong (punto especial)

Insuficiencia de Yang de Riñón:

se produce astenia con hipotermia de los miembros y color oscuro en la cara. El tratamiento produce un calentamiento de los riñones y se tonificará el Yang tonificando el corazón y el Bazo-Páncreas.

Tratamiento: 23V, 15V, 4DM, 7BP, y 4RM.

Tratamiento fitoterápico.
Se disponen de plantas que pueden ser utilizadas con seguridad y eficacia para el tratamiento de diversos síntomas de la menopausia por sus efectos hormonales, venotónicos, hipotensores, hipocolerterolemiantes, remineralizantes, sedantes o antodepresivos.

Para el tratamiento de los sofocos, podemos utilizar plantas medicinales con fitoestrógenos entre las que destacan el trébol rojo (sumidades floridas), la cimífuga (rizomas y raíces) y la soja (semillas). Otras plantas utilizadas tradicionalmente en los síntomas climatéricos por su acción estrogénica ligera son la alfalfa (sumidades aéreas), el lúpulo (conos femeninos y estróbilos) o la salvia (hojas).

El fruto del sauzgatillo ha sido recomendado para la sequedad vaginal y para las irregularidades menstruales en la perimenopausia, utilizándose también cuando hay menorragia, las partes aéreas de la bolsa de pastor.

Para los trastornos venosos se utilizan plantas con acción venotónica como el ciprés (gálbulos), el rusco (rizomas y raíces) la vid roja (hojas), hamamelis (hoja).

Para la tensión mamaria y el envejecimiento cutáneo es de gran utilidad el aceite de semillas de borraja, de grosellero negro o de onagra. Para los dolores osteomusculares, la raíz de harpagofito y en el sobrepeso se puede utilizar la hoja del té verde.

También hay numerosas plantas que se recomiendan para las alteraciones del sistema nervioso central (insomnio, nerviosismo, depresión leve) por sus efectos antidepresivos, como el hipérico (sumidades floridas), o por sus efectos sedantes como la amapola de California (sumidades floridas), como la amapola (pétalos), el espino albar (sumidades floridas), el lúpulo (conos femeninos), la pasiflora (partes aéreas), la tila (inflorescencias) o la valeriana (rizomas, raíces y estolones). En los casos que haya astenia, fatiga o dificultad en la concentración, se suele utilizar la nariz del ginseng.

Para la prevención de la osteoporosis se pueden emplear también plantas remineralizantes como la alfalfa (sumidades aéreas, la cola de caballo (tallos estériles) o la ortiga mayor (sumidades aéreas), mientras que para la prevención cardiovascular es recomendable el consumo de aceites ricos en ácidos grasos poliinsaturados como el aceite de semillas de borraja, de grosellero negro o de onagra, así como plantas medicinales hipotensoras y/o hipocolesterolemiantes, como el ajo (bulbo), alcachofa (hojas) o el olivo (hojas)

Infecciones e inflamaciones vaginales.

La vaginitis es un problema ginecológico común que cursa con inflamación o infección de la vagina. Puede ser de origen microbiano (hongos, bacterias, virus, protozoos y parásitos) o no microbiano (irritaciones o reacciones alérgicas a productos químicos, disminución de niveles hormonales, extirpación quirúrgica de ovarios, radioterapia y posparto) y cursar con molestias en la parte baja del abdomen y pelvis, dolor al orinar, secreción del flujo blanquecino y espeso (leucorrea), o bien amarillento, amarillo-verdoso o gris con comezón en el área vaginal y vulvar (vulvovaginitis).

Tratamiento acupuntural.
- *Prurito genital*: el tratamiento acupuntural consiste en el alivio sintomático.
  Tratamiento: 8H en tonificación, y los puntos 14H, 9C, 3RM y 2H en modo de dispersión.
- *Flebotrombosis Clitorídea*: 29E, 6BP, y moxa en 4H.
- *Leucorrea*: los factores patógenos son debidos a la disfunción de los canales Ren y Chong Mai, debido a la debilidad del Qi del canal Dai. En los periodos de menstruación y de postparto, la humedad infecciosa aprovecha la ocasión de vacío inmunológico y ataca a los meridianos uterinos, originando leucorrea.

La leucorrea según la medicina china se divide en
- o Secreción blanca: se regulará la circulación del Qi en los canales Ren Mai y Chong Mai, el fortalecimiento del canal Dai Mai, la regulación de los tres canales Yin del pie y la eliminación del calor-humedad.
  Tratamiento:26VB, 27VB, 6RM, 6BP, 32V,23V y 30V.
- o Secreción amarilla: se regulará la circulación del Qi en los canales Ren Mai y Chong Mai, el fortalecimiento del canal Dai Mai, fortalecer el canal del Bazo, eliminar la humedad calor y reducir el fuego de Hígado.
  Tratamiento: 26VB, 27VB, 6RM, 6BP, 3RM, 5H, y 9BP.
- *Vulvitis:* **Tratamiento:** 60V, 2R, 9BP y 8H en sedación.
- *Vaginitis:* **Tratamiento:**6BP, 8BP, 30E, 3RM, 6RM en sedación. Y en 2DM, 4DM.
- *Cervicitis:* **Tratamiento:** 6BP, 9BP, 3RM y 4RM.

Tratamiento fitoterápico.

La fitoterapia puede desempeñar un papel importante en el tratamiento complementario de las vaginitis, vulvovaginitis, y cervicitis, utilizándose la mayoría de las veces en forma de lavados o irrigaciones vaginales. Plantas con acción, astringente, antiinflamatoria y/o antiséptica sobre mucosas como la bistorta (rizomas), la caléndula (sumidades floridas), la cincoenrama (rizoma), la encina (corteza), el erigero (sumidades floridas), la manzanilla común o dulce (capítulos florales), la ortiga muerta (sumidades floridas), el pie de león (partes aéreas), la ratania (raíces), la salicaria (sumidaes floridas), el tomillo (hojas) y el rosal (pétalos y botones florales) Además de usarse con acción antiséptica el aceite esencial extraído de las hojas de melaleuca o árbol del té, del nogal y del pino.

Inflamaciones uterinas, pélvicas y ováricas.

La endometritis es una inflamación y/o irritación del endometrio que suele ser motivada por una infección clamidia o gonocócica. Suele cursar como malestar general, inquietud, fiebre, sangrado y secreción abdominal anormal, distensión abdominal y malestar intestinal y si no se trata convenientemente, puede ocasionar complicaciones como peritonitis pélvica, abscesos pélvicos o uterinos, septicemia, shock séptico e infertilidad.

También puede ocurrir que se inflame el tejido celular que rodea el útero y la vejiga, o posterior si los tejidos afectados son los que rodean los ligamentos útero sacros.
La enfermedad inflamatoria pélvica, hace referencia a la infección que compromete el revestimiento del útero, las trompas de Falopio y ovarios. Suele cursar con secreción vaginal con color, consistencia anormal y olor, dolor abdominal localizado o generalizado, dolor en la parte baja de la espalda, fiebre, escalofríos, sangrado menstrual irregular,

amenorrea. La causa suele ser infecciosa (clamidia, gonorrea, micoplasma, estafilococo y estreptococo) y como factores de riesgo se incluyes las relaciones sexuales múltiples sin preservativo, uso de dispositivos intrauterinos (DIU), anticonceptivos orales, abortos terapéuticos o espontáneos, pudiendo provocar infertilidad.

La endometriosis es una condición en la cual el tejido que normalmente recubre el útero, crece en otras partes del cuerpo (área pélvica, fuera del útero, ovarios, intestino, recto y revestimiento de la pelvis) y cursa con dolor abdominal bajo, calambres pélvicos antes y/o durante la menstruación, dolor en la parte inferior de la espalda o pelvis en cualquier momento del ciclo menstrual, dispareunia o dolor en las relaciones sexuales, dolor en los movimientos del intestino, sangrado irregular, dismenorrea e infertilidad.

La ovaritis es la inflamación de uno o ambos ovarios con presencia de flujo, pesadez de estómago o fiebre. Siendo sus posibles causas un aborto, problemas derivados del puerperio o infecciones vaginales.

Tratamiento acupuntural.
- *Endometritis:* **Tratamiento:** 6BP, 9BP. Si persiste el dolor y la hemorragia 1BP, 10BP, 23V, 31V, 32V, 33V, 34V.
- *Enfermedad inflamatoria pélvica:* **Tratamiento:** 6R, 28VB, 40V, 3RM, 4RM en sedación.
- *Endometriosis:* **Tratamiento:** 3RM, 4RM, 6RM, 6BP.
- *Ovaritis:* **Tratamiento:** 28E, 29E, y 13R.

Tratamiento fitoterápico.

Resultará beneficioso el uso de plantas cona acción antibiótica y/o antiinflamatoria como la bisorta (rizona), la encina (corteza), el erigero (sumidades floridas) y la manzanilla común (capítulos florales).

Para la endometriosis podrían ser de utilidad plantas normalizadoras de la función hormonal como la cimífuga (raíces y rizomas), el sauzgatillo (frutos) el mijo de sol (sumidades aéreas) y el aceite de onagra. Así como plantas de acción antiinflamatoria y/o antiespasmódica como el culantrillo (sumidades aéreas), el kava (rizoma) manzanilla romana o amarga (capítulos florales) la milenrama (sumidades floridas), la pulsatilla (hojas y flores), la ruda (hojas y sumidades floridas) y el viburno americano (corteza del tronco y ramas)

También resulta beneficiosa la utilización de plantas con acción relajante sobre el sistema nervioso central que ayuda a disminuir el estrés y el dolor como el lúpulo (conos femeninos), la pasiflora (partes aéreas), la melisa (hojas) o la valeriana (rizomas, raíces y estolones

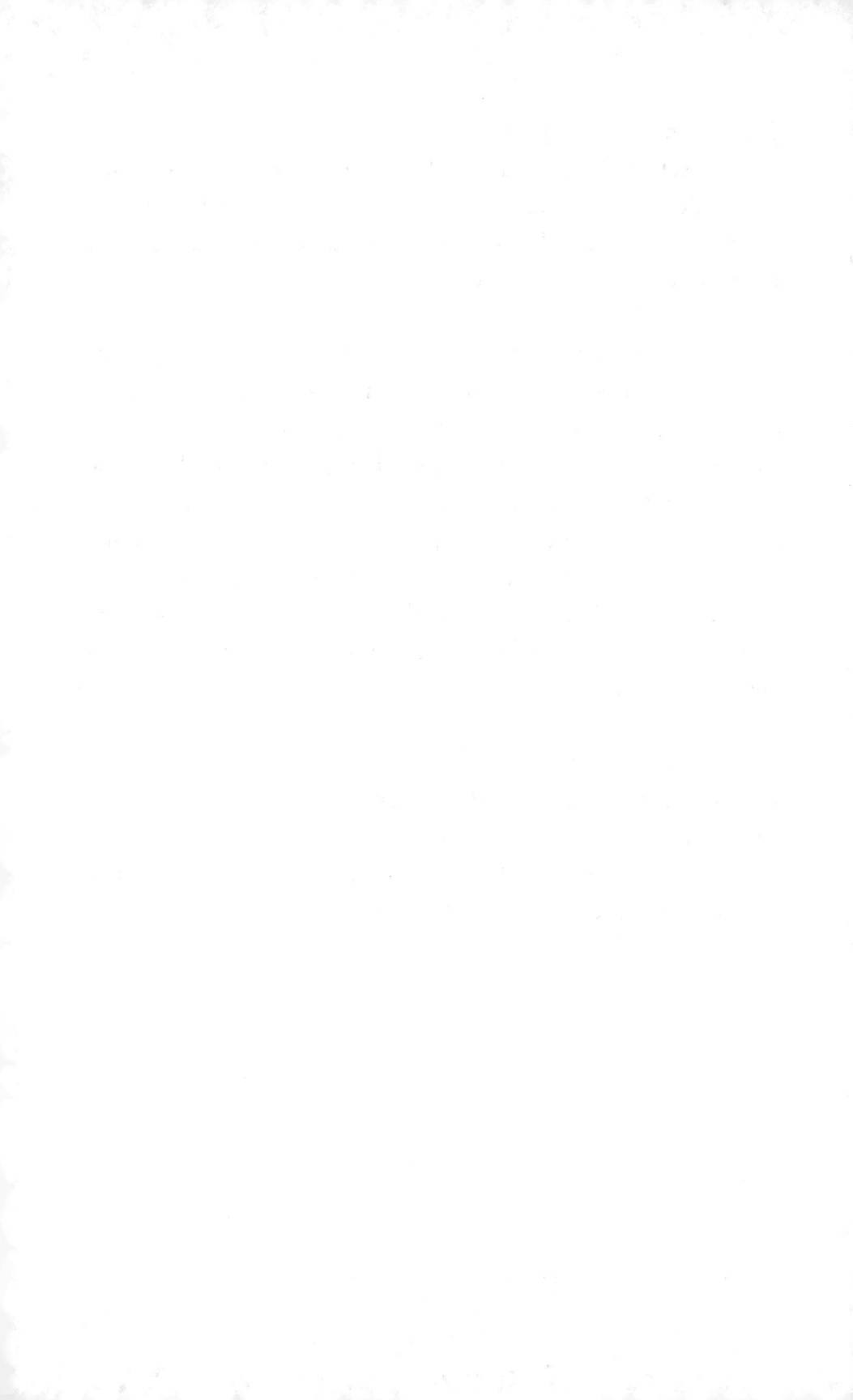

Capítulo 8. Acupuntura como adyuvante terapia de fertilización in vitro

El papel de la acupuntura en el aumento del éxito de la Fertilización in vitro (FIV) puede ser debido a varios mecanismos de acuerdo con la comprensión básica de la fisiología reproductiva femenina.

Primero, la acupuntura puede modular los factores neuroendocrinos a través del eje hipotálamo-hipófisis-gonadal (ovárico), pudiendo corregir el desequilibrio del sistema endocrino.

En segundo lugar, la acupuntura puede aumentar flujo de sangre al útero y los ovarios a través de VEGF, que mejorara la calidad de los ovocitos y el revestimiento del endometrio para la preparación de la implantación de embriones[69,70,71].

En tercer lugar, la acupuntura puede modular el sistema inmunológico, a través de regulación de las células Th2, tanto localmente a nivel de los folículos y endometrio, como sistémicamente[72].

Cuarto, la acupuntura es muy útil para reducir el estrés y la ansiedad causada por cambios en los niveles de cortisol y causada por los efectos psicológicos de la FIV.
Según lo reportado en la literatura sobre los efectos de la acupuntura en el éxito de la FIV, la acupuntura se puede realizar en todas las etapas de la FIV.

Tipos de acupuntura utilizada en la FIV:
Acupuntura manual,
Electroacupuntura (EA),
Y acupuntura láser.
Parece ser que la efectividad más alta la encontramos en la EA.

Management of Acupuncture as Adjuvant Therapy for *In Vitro* Fertilization

Wahyuningsih Djaali, MD,[1,2] Kemas Abdurrohim, MD,[2] and Dwi Rachma Helianthi, MD[2]

Este trabajo de wahyuningsh Djaali, es sin duda uno de los más completos en este sentido, es por ello por lo que voy a usar su exposición para ampliar este conocimiento al mundo de la acupuntura en concepción.

La fertilidad se define como la imposibilidad de lograr un embarazo normalmente después de 12 meses de relaciones sexuales regulares, sin protección y obviamente con el objetivo de quedarse embarazada. La condición es causada por la incapacidad de reproducirse, tanto individualmente como en pareja[73].

La prevalencia de la infertilidad oscila entre el 9% y el 18% en la población general[74]. EN ginecología se propone como tratamiento la fertilización in vitro (FIV), para aquellas parejas que tienen imposibilidad en quedarse de forma natural. Hoy sabemos que la FIV es efectiva para alteraciones tanto de la mujer como del hombre que alteran la capacidad del embarazo. Uno de los problemas más grandes que tiene es su alto coste, y su proceso que es bastante costoso en el ámbito de la preparación del cuerpo y que este geste a un embrión, es por ello por lo que la acupuntura puede ser una herramienta que usar en esta área. Hay muchos metaanálisis que intenta demostrar el efecto de la acupuntura en esta área, sin embargo, queda aún mucho por hacer y demostrar en este sentido.

La infertilidad.

Los factores que influyen en la infertilidad incluyen la edad; tiempo de coito, duración de los intentos de embarazo y otros factores, como antecedentes de anticoncepción, alimentación, hábitos de estilo de vida etc. En los hombres; tabaquismo, consumo de cafeína, alcohol, estrés y ansiedad[75], mala nutrición, ejercicio excesivo, obesidad y factores psicológicos (como trastornos alimentarios y depresión)[76]. Por otro lado, sabemos que muchas alteraciones que impiden la fecundación tienen que ver con disfunciones centrales, por ejemplo, del hipotálamo e hipófisis, también se pueden presentar anomalías genéticas, tumorales.

En la infertilidad femenina, la etiología de la infertilidad se clasifica en 4 grupos, a saber:

(1) anomalías en la producción de ovocitos;

(2) anomalías anatómicas del sistema reproductivo que pueden causar obstrucciones del aparato reproductor;

(3) anomalías en el proceso de implantación; y

(4) otros factores que pueden ser importantes en la infertilidad inexplicable (p. ej., edad, peso corporal, hábitos de fumar, consumo de alcohol y cafeína, factores emocionales y psicológicos, anomalías inmunológicas y desequilibrios hormonales).

FERTILIZACIÓN IN VITRO

La Fertilización In vitro lleva practicándose aproximadamente hace tres décadas. Con la FIV, se pueden realizar varios procedimientos para ayudar superar las causas de la infertilidad, mediante técnicas de modificación de la producción de ovocitos, fertilizar los ovocitos in vitro, y el uso de hormonas estimulantes para asegurar la entrega de uno o más embriones en el endometrio.

La FIV se realiza principalmente en casos de infertilidad, ya sea causada por factores femeninos o masculinos.
Los factores femeninos incluyen daño al tubo uterino, endometriosis moderada a severa, reserva ovárica disminuida, alteraciones en el útero. Trastornos cervicales, anticuerpos y síndrome antifosfolípido.

Mientras tanto, los factores masculinos incluyen trastornos hormonales, Oligoazoospermia, azoospermia, leucoespermia, varicoceles, anticuerpos, azoospermia por obstrucción, causas idiopáticas y trastornos del coito.

El protocolo de FIV comúnmente realizado consta de varias etapas secuenciales, a saber:

(1) estimulación ovárica controlada, tratamiento hormonal (COS)
(2) recogida de óvulos (OPU)
(3) y transferencia del embrión[77]. (ET)

EL tratamiento hormonal es administración de gonadotropinas exógenas (hormona estimulante del folículo [FSH] y hormona luteinizante [LH]), con o sin terapia hormonal oral previa. Los agonistas o antagonistas de la hormona liberadora de gonadotropina (GnRH) se administran juntos con FSH para estimular los ovarios y prevenir un aumento de LH endógena prematura, que provocará una ovulación precoz. En tratamiento con FSH, se deben considerar factores, de mala respuesta.

Es importante identificar a las mujeres que tienden a tener una respuesta excesiva a los tratamientos hormonales, pues puede perjudicar seriamente la recogida de óvulos.
Después del punto (1) y (2) se lleva a cabo para la fertilización con espermatozoides in vitro.

La fertilización da como resultado un embrión, que luego se transfiere al útero para su implantación en el endometrio, siendo el resultado de esta operación el embarazo. Durante la fase de transferencia el útero se encuentra en la fase lútea, se realiza una suplementación con la hormona progesterona para mejorar el resultado del embarazo[78].

El éxito de la FIV se evalúa midiendo varios resultados, como tasa de embarazo clínico

MECANISMOS DE ACUPUNTURA EN FIV

Es importante comprender el mecanismo de la acupuntura

para aumentar el éxito de la FIV, de modo que la evaluación de los resultados puede llevarse a cabo en ensayos clínicos que evalúen el efecto de acupuntura en FIV.

Según varios estudios, el éxito de la FIV es mejor cuando la acupuntura se realiza no solo durante la transferencia del embrión, sino también desde la fase folicular a la fase de implantación[79][80]. Sabemos que la acupuntura puede regular el eje hipotálamo-hipófisis-ovarico (HPO), regulación de estrógenos y aumento ß-endorfinas para corregir el desequilibrio del sistema endocrino.

La acupuntura puede estimular la ovulación mediante la modulación del eje HPO en mujeres con infertilidad anovulatoria.

Además de aumentar el flujo sanguíneo al útero y ovarios, la acupuntura aumenta la receptividad endometrial y folicular, que, a su vez, mejora la calidad de los ovocitos producida por los folículos, y también ayuda a reparar el revestimiento endotelial, que es necesario para la implantación[81][82][83]. Modula también el factor de crecimiento (VEGF), que promueve la angiogénesis.

Se ha informado que la acupuntura puede reducir la contractilidad uterina para prevenir la expulsión del embrión después de la punción en el 36E[84][85].

Por otro lado, se sabe que la calidad de los ovocitos podría estar relacionada con la necrosis tumoral niveles de factor-a (TNF-a), donde la acupuntura podría reducir los niveles de TNF-a en el líquido folicular, reducen la apoptosis de las células y mejoran la calidad de los ovocitos, aumentando así tasas de embarazo en pacientes sometidas a FIV[86].

Como sabemos en Psiconeuroinmunoendocrinología[87], los tres sistemas, es decir, el inmunológico, el endocrino y el psicológico están estrechamente relacionados, es por eso por lo que, el efecto de la acupuntura sobre el aumento del éxito de la FIV es influenciado por la modulación del sistema inmunológico. Fisiológicamente el embarazo de una mujer está influenciado por la capacidad de modular adecuadamente las respuestas de las células T colaboradoras. Si hay una desregulación de las células T colaboradoras, tanto sistémicamente como a nivel endometrial o folicular, se dará un fracaso del embarazo. Se ha informado que la acupuntura aumenta Th2 respuesta celular tanto local como sistémicamente, aumentando así las tasas de embarazo.

Además, la acupuntura es muy útil para reducir estrés y ansiedad causados por cambios en la hormona cortisol y los efectos psicológicos de la FIV en sí misma.

Los mecanismos pueden ocurrir a través de la modulación de la acupuntura, son varios y complejos. Regulación de los niveles del neuropéptido Y (NPY) en la amígdala, aumenta la producción de ß-endorfinas, que modula los nervios simpáticos, aumenta la actividad del nervio vago y los niveles de factores neurotrópicos en el hipocampo. Además, la acupuntura afecta el eje-hipotálamo-pituitario suprarrenal para cambiar la respuesta fisiológica al estrés. Todo esto es importante pues este eje está muy activo en pacientes con estrés, y es bien sabido que las mujeres que se someten a este tratamiento suelen estar estresadas, por el mismo tratamiento u por la incertidumbre en cuanto la duda de si lo conseguirá o no.

INVESTIGACIÓN EN ACUPUNTURA TERAPIA PARA FIV

En 2019, Gillerman et al. llevó a cabo un ensayo clínico controlado aleatorio en 157 mujeres de 23 a 43 años, para examinar el efecto de la acupuntura en los resultados de la FIV basado en el último metaanálisis[88].

La acupuntura se realizaba basándose en la búsqueda del DeQi, con tres sesiones.
a saber:

(1) entre el día 6 y el 8 de COS se utilizan los puntos: 29E, 4-6RM, 6B, 10B y máximo de 5 puntos adicionales según el paciente y sus síntomas satélite.

(2) antes de ET usando 8 – 10B, 3H, 29E, 4RM, 6MC, 7C, Ex-HN 3 y oreja Zhigong; y

(3) después de ET se utilizan; 20DM, I3R, 36E, 6B, 6MC y en la oreja Shenmen.

Hubo una tasa de embarazo positiva en el grupo de acupuntura, en comparación con el grupo de control[89].
Hay otro estudio que puede ser importante en este sentido. Realizado por Seto et al (2017)[90]. Se examinó los efectos en la fase de transferencia del embrión. Se hicieron dos sesiones de acupuntura una antes de la ET y otra después, con una duración de 25 minutos.

En la sesión anterior a la ET se utilizan: 6MC, 8B, 3H, 20DM y 29E; y después de la ET: 36E, 6B, 10B- 4IG

En 596 sujetos sometidos a acupuntura (370 con embriones frescos y 226 con embriones congelados-descongelados) las tasas de efectividad fueron mayores en los grupos de acupuntura que en el grupo placebo. Además, hubo menos complicaciones del embarazo (como hipertensión y diabetes gestacional) en el grupo de acupuntura, en comparación con el grupo de placebo.

Ahora voy a presentar dos trabajos más uno con electroacupuntura y otro con láser:
En 2017[91], Qu, et al. Llevó a cabo un control ensayo clínico aleatorio con 481 pacientes infértiles sometidos a FIV.

En este caso se llevó a cabo Electroacupuntura (EA) justo antes de la OPU y 2 horas después de la ET en los puntos de acupuntura:

10B, 8B, 3H, 36E, Ex-CA 1, 4RM, 6MC y 12RM.

El grupo de tratamiento se dividió en 3 grupos, a saber: EA a 2 Hz, a 100 Hz y a 2/100 Hz. Los resultados evaluados fueron la calidad de los ovocitos, la tasa de embarazo, la tasa de implantación.

La EA a 2/100 Hz aumentó el éxito de la FIV al aumentar los niveles de NPY en el líquido folicular.

En 2017[92], Morin et al realizaron un estudio controlado aleatorizado para examinar los efectos de la acupuntura láser en el éxito de la FIV.

Este estudio involucró a 4 grupos:

(1) aguja acupuntura;
(2) acupuntura láser;

(3) falso láser;
(4) y control.

Los puntos utilizados tanto en la acupuntura con aguja como con láser fueron:

(1) antes de ET, 6MC, 8B, 3H, 20DM y 29E
(2) después de ET, 36E, 6B, 10B y 4IG.
Además, se realizó acupuntura auricular en los puntos auriculares
55(Shenmen), 58 (Zhigong), 22 (Neifenmi) y 34 (Naodian).
El grupo de acupuntura láser tuvo la mayor tasa de implantación, en comparación con los otros 3 grupos, mientras que el embarazo y las tasas no fueron significativamente diferentes.

CONCLUSIONES

La acupuntura puede aumentar el éxito de la Fecundación in vitro (FIV) a través de varios fenómenos en cada uno de los procesos ce la técnica FIV.

En la etapa de estimulación ovárica controlada, La acupuntura puede ayudar a aumentar el flujo sanguíneo a los ovarios, lo que mejora la calidad de los ovocitos para obtener una buena calidad embrionaria.

En la etapa de recogida de óvulos, por vía transvaginal, la acupuntura es útil para reducir el dolor.

Y por último en la etapa de transferencia del embrión y la fase de implantación, la acupuntura puede preparar el revestimiento endometrial para la implantación de embriones, modular factores inmunes y reducir la ansiedad, que también puede resultar en una tasa de embarazo positiva y aumentar el éxito de la FIV.

Es por ello por lo que aconsejamos el uso de la acupuntura en el proceso FIV, ya que presenta muy pocos efectos secundarios y puede ser utilizado como terapia adyuvante, para aumentar el éxito de la FIV.

Capítulo 9. Modulación general de los patrones

En el presente capítulo voy a explicar una técnica general para regular los patrones sistémicos. En multitud de libros se exponen los patrones y a continuación los puntos de acupuntura que el autor recomienda, desde mi punto de vista esto es limitar la potencia de la acupuntura. En este sentido yo prefiero darle habilidades al lector para que sea él quien pueda desarrollar la técnica, si bien lo que voy a explicar es básico, nos garantiza la regulación del patrón, más allá de la complejidad que presente nuestro paciente, que debe de ser tratado con puntos específicos a sus síntomas y signos.

Acupuntura Centrada en el paciente

Para hacer una acupuntura real y funcional deberemos saber regular los patrones que presenta nuestro paciente. Hoy en día estamos viendo una vulgarización de nuestra profesión, supuestos acupuntores que piden fórmulas prediseñadas para tratar enfermedades. Esto es un grave error, pues en primer lugar la Medicina China no trata enfermedades, sino patrones, a los cuales se les puede asociar enfermedades. Es pues por eso que utilizar puntos de acupuntura como si de medicamentos se trataran es un grave error en la práctica clínica. ¡Por otro lado, y también errado es buscar fórmulas al estilo! Esta fórmula regula el yin de riñón, si bien el enfoque es más sistémico también este sujeto a error, pues esas formular que señalan los libros de medicina china, se basan en la regulación del yin de riñón "tipo" no del yin de riñón de su paciente.

Cada paciente es un mundo y por ello, no debemos de utilizar fórmulas, más y cuando nuestra ciencia nos da las herramientas perfectas para poder diseñar en el acto una composición de marcadores somáticos adecuada para cada paciente y su patrón adjunto con sus connotaciones personales, es justo de eso de lo que trata el presente capítulo, con el objetivo de no usar fórmulas sino de saber formular.

La Medicina china y la PNA[7] son un modelo de pensamiento que entiende la realidad de forma diferente al modelo occidental. La Psiconeuroacupuntura proviene de un sistema filosófico basado en la observación directa de los fenómenos que acontecen en la naturaleza. Miles de años avalan un modelo de observación que hoy por hoy aún es vigente y se ha adaptado sin ningún problema a la ciencia más vanguardista. Aun así, hay que reconocer que existen grandes diferencias entre una forma y otra de ver la realidad. Esto no debe distanciarnos y apartarnos los unos de los otros, sino más bien debe provocar la curiosidad entre ambos para encontrar puentes de unión entre estas dos mentalidades. Eso es justo lo que logra la PNA.

Hoy en día vemos cómo ha surgido en Occidente una nueva ciencia que aúna todos los sistemas de integración, la Psiconeuroendocrinoinmunología (PNEI)[8].

---

[7] Juan Pablo Molto (2015). Puntología psiquiátrica. Editorial PNA.

[8] Juan Pablo Moltó (2018) Acupuntura Científica basada en el Psiconeuroinmunoendocrinología. Editorial Letreame.

Esta intenta hacer un cuerpo único entre el sistema nervioso, endocrino e inmunológico, dando peso científico y rigor a la medicina psicosomática. Sin embargo, la ciencia oriental lleva miles de años hablándonos de ello, pues, en primer lugar, nunca existió la escisión *mente-cuerpo* tan perniciosa en Occidente. Así, para la MTC en general y para la PNA en particular, esta escisión es un grave error de fondo de la visión mecanicista occidental. En Occidente se ha tendido a ver el cuerpo humano como un sistema de órganos separados los unos de los otros y de este modo se ha gestado la visión médica en general.

No obstante, no tenemos que olvidar que el modelo occidental, gracias a su mecanicismo, ha profundizado muchísimo en la investigación del órgano como sistema separado de su totalidad, siendo la PNEI una de las ciencias que integra y subsana este error. Si esto es así, si la ciencia occidental cometió el error Cartesiano-Newtoniano de separar las unidades orgánicas, pero la PNEI lo ha subsanado e integrado, ¿para qué presentar otros sistemas que siguen la misma vía, aunque se lleve miles de años trabajando sobre ello?

Es verdad que Occidente está cada vez más cerca del modelo holístico propio del pensamiento oriental. Sin embargo, el modelo oriental nos puede aportar no solo un modelo explicativo de los fenómenos observados, sino una parte pragmática terapéutica y constatada por miles de años de práctica.

En Occidente nos han enseñado a organizar el cuerpo humano en partes, como si de un archivador se tratase: Cardiología, Neumología, Ginecología etc. Cuando el profesional quiere subsanar un órgano se va al archivador donde este se encuentra y lo estudia en profundidad, omitiendo el resto, aunque por supuesto los tenga presentes. No obstante, si detecta un problema en otro archivador, lo recomienda a su profesional especializado.

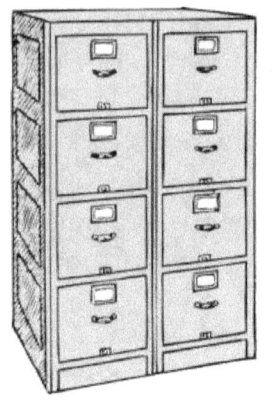

Vemos que esta forma de ordenar el cuerpo es lineal, está basada en la *causa-efecto*. Cada cajón es independiente del otro. Cuando usted tira de un cajón, los demás están quietos. Es un sistema de concepción de la realidad por partes, si bien ahora, la PNEI se encarga de unir varios cajones: el sistema nervioso, la psique, el neurológico etc. Sin embargo, no dejan de ser cajones. Es curioso, para la MTC no existen ni el sistema nervioso, ni el endocrino... En cambio, existe algo que no existe en Occidente: **la teoría del *Wu Xing* y los *Meridianos*.**

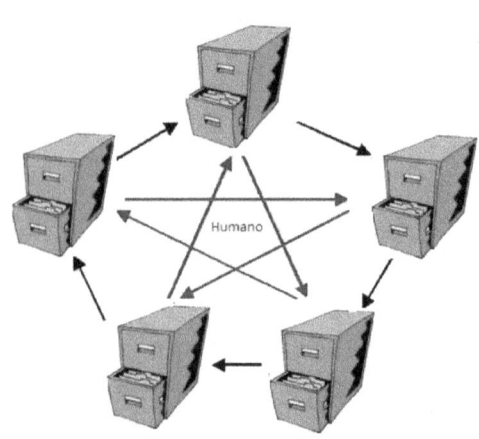

El Wu Xing es la teoría de *los Cinco Elementos*. Le voy a presentar la forma en que se ordenan estos principios, ya que la MTC y la PNA también lo archivan todo, pero en este caso únicamente en cinco «ficheros». En ellos se deposita todo el cuerpo humano. La diferencia no son los cajones del archivador, sino el archivador en sí mismo. Este archivador no es como el anterior, es un archivador configurado de una forma muy especial: configurado en un *sistema de red*.

Piense en este archivador. Cuando usted abra un cajón, todos los demás se modificarán, pues las líneas son campos de fuerza que hacen que cuando un cajón se mueva, el resto se modifique. Esta forma de ver el archivador es crucial pues, entendiendo cómo funciona el archivador, no necesitaremos especialidades, solo especialistas en el manejo de la red. La red es más importante que el cajón, de hecho, puedo modificar un cajón trabajando sobre otro. Miles de años de experiencia clínica han hecho de esta visión de la realidad un sistema serio y de rigor.

Es verdad que, cuando un archivador funciona mal, el estilo Occidental de análisis es correcto. Por ejemplo, ante una úlcera de estómago, es más efectivo que un especialista en el aparato digestivo trabaje sobre el órgano dañado. Por ello, podemos decir que la visión de los archivadores como órganos separados es hasta cierto punto correcta, pues el estómago tiene un signo y se puede objetivar.

¿Recuerda, lector, cuando decía que la MTC no tiene en sus teorías sistema nervioso, endocrino, etc.? Lo que quiero decir es que no lo tiene como archivador, lo tiene como **red**. Sí, este punto es importantísimo y de hecho es un punto de inflexión entre las dos formas de ver la realidad humana; la occidental y la oriental.

En PNA hemos desarrollado una visión sobre el sufrimiento humano de forma diferente a la del modelo occidental. En este punto es donde podemos articular la PNEI y la PNA, pues la PNA estudia en profundidad los sistemas de *integración*. Estos sistemas no pueden comprenderse como archivos individualizados, pues son en realidad el sistema en su totalidad. Y, es más, toda terapia que intente tratarlos como archivos fracasará, pues son sistemas complejos que no responden a la ***causa-efecto*** sino al

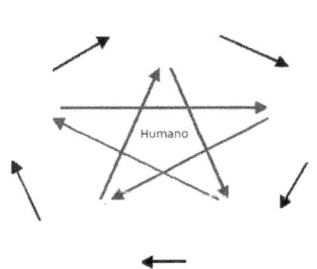

fenómeno de la *cibernética*. Para tratar una red no se puede atender únicamente una parte, se tiene que asistir a la totalidad. Y para trabajar la totalidad, debemos tener un modelo que estudie en profundidad este fenómeno, siendo la Psiconeuroacupuntura el modelo que aspira a ello.

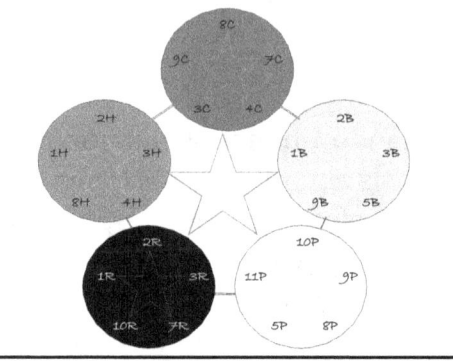

Por ello para poder regular este segundo nivel de la propuesta de la acupuntura en el paciente el profesional deberá saber hacer:

a) Una buena evaluación de los patrones de la medicina china,

b) Saber integrar todos estos datos de la evaluación en su determinado patrón,

c) Desarrollar una fórmula adecuada para la corrección de mismo.

> Evaluación:
>
> Fundamentos de Acupuntura. (2020) editorial PNA. Amazon.
>
> Diagnóstico a través del punto y la lengua. (2017). Editorial PNA. Amazon.
>
> Patrones:
>
> Diferenciación de síndromes de la medicina China. (2018) Editorial PNA. Amazon.

Es evidente que el punto (A) y (B) debe de estar cubierto por el conocimiento del profesional, nosotros solo vamos a desarrollar el (C). Si se siente inseguro en los puntos A y B, le recomiendo las lecturas de mis trabajos siguientes.

Regulación primera parte del patrón

Una vez hemos realizado los apartados (A y B) y sabe encajar al paciente en la red, debe de saber diseñar una fórmula, "la secundaria", para tratar dichos desordenes.

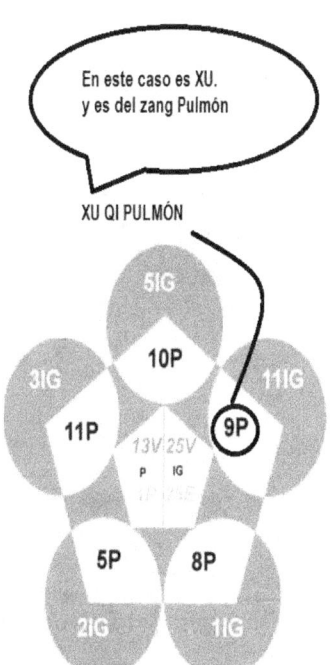

Vamos a estudiar como regular los patrones solo con la utilización de dos marcadores somáticos. A saber, uno que Tonifique o Disperse el Zang o el Fu y otro que fortalezca el Yin o el Yang dependiendo de cada situación.

¿Qué tenemos que saber para elegir dichos marcadores? Primero que todo debemos conocer la teoría del Wu Xing (Capítulo 2).

La mayoría de los patrones tiene esta nomenclatura; Xu o Shi, de Yin o Yang, de un Zang o un Fu. Por ejemplo, el siguiente: *Xu Qi Pulmón.*

Para las elecciones de los puntos tendremos que seguir el siguiente protocolo. Para elegir el primer punto necesitamos saber dos cosas:

a) Si el patrón es por insuficiencia (Xu) o por exceso (Shi). En este caso es por Xu (Xu Qi Pulmón). Con lo cual sabemos que tenemos que utilizar el punto de Tonificación según el ciclo Sheng.

b) ¿A que Zang o Fu se refiere? En este caso es el órgano Pulmón. Por lo tanto, el punto elegido es pues el 9P, siendo este el punto de Tonificación de este.

Ya tenemos pues el primer punto. Ahora pasamos a la:

Regulación segunda parte del patrón

Ahora para elegir el siguiente punto tenemos que saber la teoría de los puntos *Mo Alarma* y *Shu Dorsales*. Los puntos Mo los usaremos para los problemas relacionados con el Qi y el Yang, y los Shu dorsales para los problemas relacionados con el Yin y la Xue.

Shu Dorales.

Estos puntos están situados en la espalda donde conectan con el Qi de los Zang-Fu. Cada punto corresponde a un órgano y cuando estos sufren alguna disfunción, dichos puntos aumentan su sensibilidad. Son importantes en el diagnóstico y en el tratamiento. Siendo de naturaleza Yang tratan los trastornos de los órganos Zang. Es curioso, ya que los órganos Zang son Yin. Los puntos Shu dorales son Yang por naturaleza y tratan el Yin de los cinco Zang.

Es por este motivo que cuando en el patrón es, por ejemplo:

Xu YIN de Pulmón. Nos fijaremos que es YIN, el yin-xue está en la parte delantera del cuerpo, sin embargo, lo trataremos con los puntos shu de espalda.
Si por ejemplo el cuadro fuera Xu Qi de Pulmón el Qi es Yang y el yang está en la parte trasera del cuerpo, sin embargo, en este caso lo tratamos con los puntos Mo.

Debemos de tener clara esta paradoja, pues es la forma más adecuada para regular las distonias yinyang. A continuación, señalo los puntos:

PUILMÓN	13V	DORSAL3
M C	14V	D4
CORAZÓN	15V	D5
HÍGADO	18V	D9
VB	19V	D10
BAZO	20V	D11
ESTÓMAGO	21V	D12
TR	22V	LUMBAR 1
RIÑÓN	23V	L2
IG	25V	L4
ID	27V	SACRO 1
VEJIGA	28V	S2

Mo Ventrales, también llamados "Alarma".

Se sitúan anatómicamente cerca de sus órganos correspondientes. Se basan en la misma teoría que los puntos Shu Dorsales anteriores. Son de naturaleza Yin y por lo tanto tratarán a los órganos Fu, a los Yang.

P	1P
H	14H
VB	24VB
B	13H
R	25VB
IG	25E
MC	17RN
C	14RN
E	12RN
TR	5RN
ID	4RN
V69	3RN

Por lo tanto, en la fórmula siguiente, Xu Qi P, el Qi determina que el punto será el Mo de pulmón en este caso el 1P Con esta fórmula simple cubrimos los dos aspectos de cualquier patrón.

Xu Qi P = 9P+1P.

Con esto ya tendríamos pues los dos primeros niveles de regulación de la acupuntura basada en el paciente.

Como usted puede comprobar, las dos propuestas son información que le extraemos al paciente, es por ello por lo que nunca podremos diseñar formulas si no estamos en contacto con el paciente. En este caso será la tercera la más asociada al paciente.

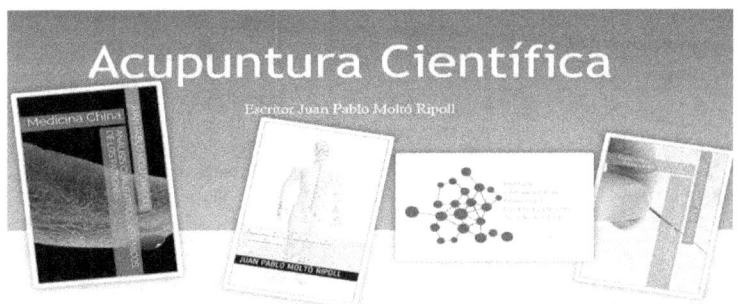

|La Colección más actual sobre Acupuntura Científica.

A Continuación, voy a presentarles toda mi obra científica hasta el día de la fecha.
AÑO 2020

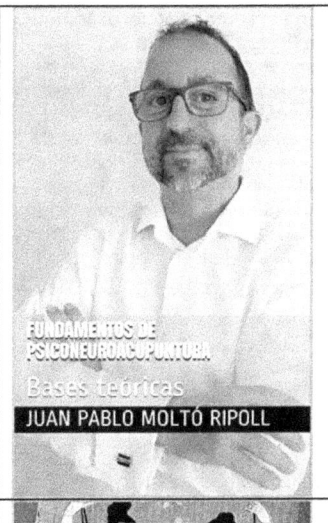	**Páginas**: 557 **Edición** 2020 **Precio** **Distribuido Amazon** **Papel**: 40€ **eBook**: 13 € **Tienda PNA:** **Papel**: 40€	Sin duda el libro que sienta las bases en las que se sustenta la PNA. La PNA es un nuevo paradigma que ha venido para quedarse. La unión de las Neurociencias, las psicoterapias con la acupuntura Científica abren un nuevo mapa de intervención en las patologías somáticas.
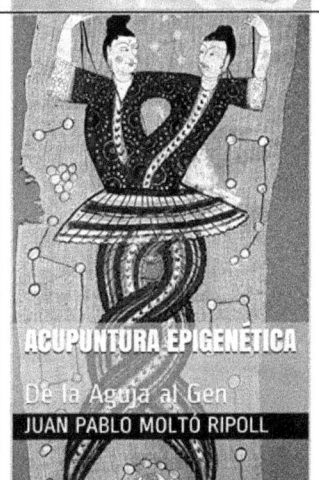	**Páginas**: 175 **Edición** 2020 **Precio** **Distribuido Amazon** **Papel**: 21.28€ **eBook**: 9.79€ **Tienda PNA:** **Papel:** 15 €	La Epigenética nos explica como los estímulos externos pueden modular la expresión génica, en este trabajo uno esos conocimientos a la Acupuntura, y determino las acciones epigenéticas de la misma.

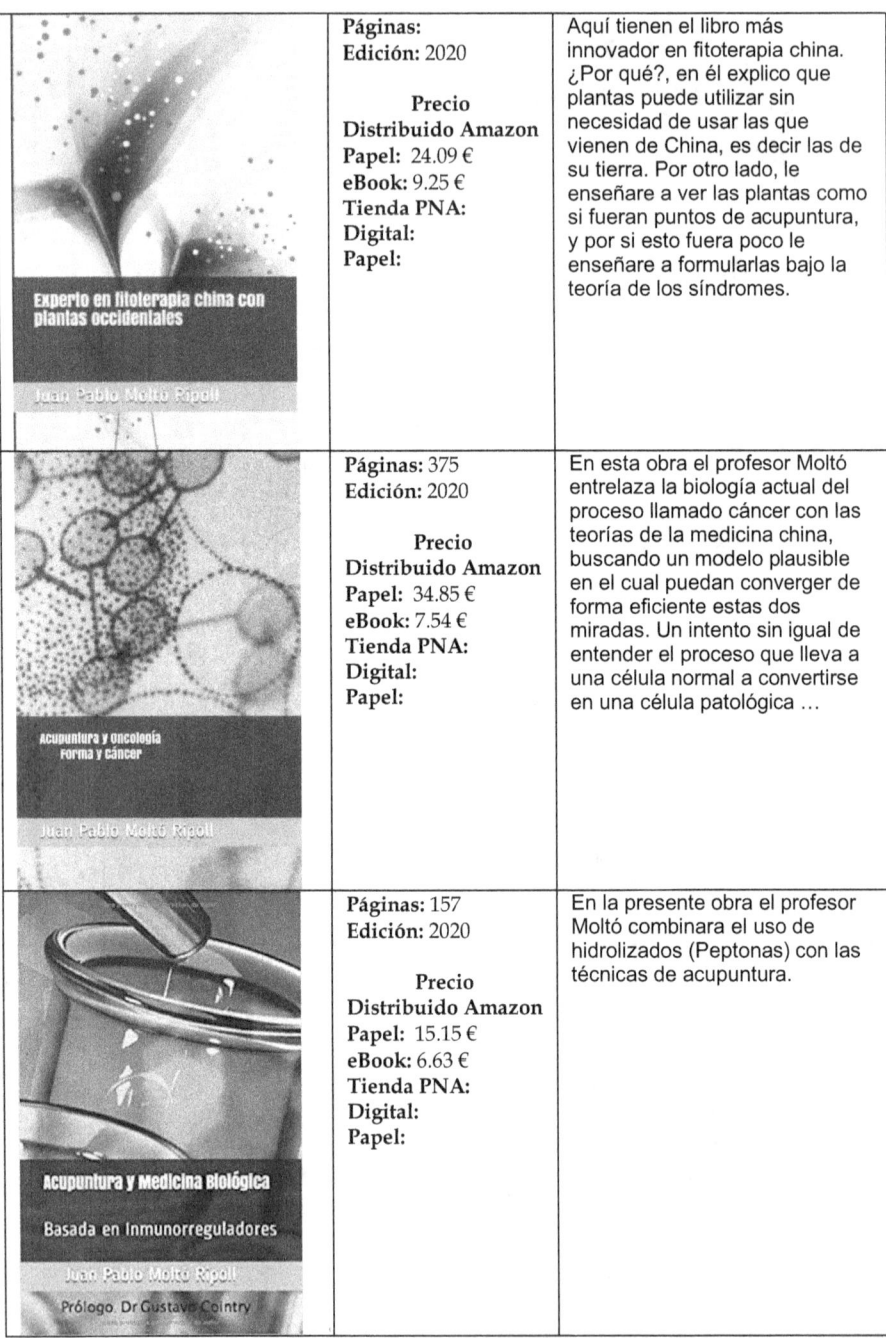

Experto en fitoterapia china con plantas occidentales — Juan Pablo Moltó Ripoll	Páginas: Edición: 2020 Precio Distribuido Amazon Papel: 24.09 € eBook: 9.25 € Tienda PNA: Digital: Papel:	Aquí tienen el libro más innovador en fitoterapia china. ¿Por qué?, en él explico que plantas puede utilizar sin necesidad de usar las que vienen de China, es decir las de su tierra. Por otro lado, le enseñare a ver las plantas como si fueran puntos de acupuntura, y por si esto fuera poco le enseñare a formularlas bajo la teoría de los síndromes.
Acupuntura y oncología — Forma y cáncer — Juan Pablo Moltó Ripoll	Páginas: 375 Edición: 2020 Precio Distribuido Amazon Papel: 34.85 € eBook: 7.54 € Tienda PNA: Digital: Papel:	En esta obra el profesor Moltó entrelaza la biología actual del proceso llamado cáncer con las teorías de la medicina china, buscando un modelo plausible en el cual puedan converger de forma eficiente estas dos miradas. Un intento sin igual de entender el proceso que lleva a una célula normal a convertirse en una célula patológica …
Acupuntura y Medicina Biológica — Basada en Inmunorreguladores — Juan Pablo Moltó Ripoll Prólogo. Dr Gustavo Cointry	Páginas: 157 Edición: 2020 Precio Distribuido Amazon Papel: 15.15 € eBook: 6.63 € Tienda PNA: Digital: Papel:	En la presente obra el profesor Moltó combinara el uso de hidrolizados (Peptonas) con las técnicas de acupuntura.

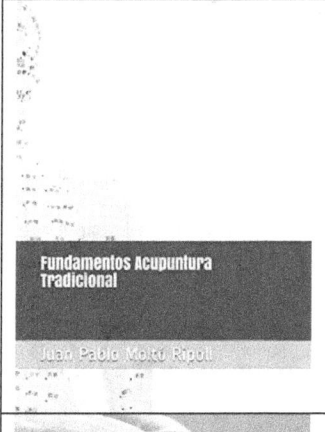	**Páginas:** 545 **Edición:** 2020 **Precio** **Distribuido Amazon** **Papel:** 42.22 € **eBook:** 13.35 € **Tienda PNA:** **Digital:** **Papel:**	En este libro usted tiene todas las bases teóricas en las que se sustenta esta ciencia aplicada. La PNA fue considerada e integrada en la Maestría de Ciencias de la Acupuntura en 2020, en la Universidad Estatal del Valle de Ecatepec. Desde entonces y antes ha estado desarrollándose a nivel internacional. Después de 20 años de maduración aquí tienen el trabajo que integra toda la base científica de este método
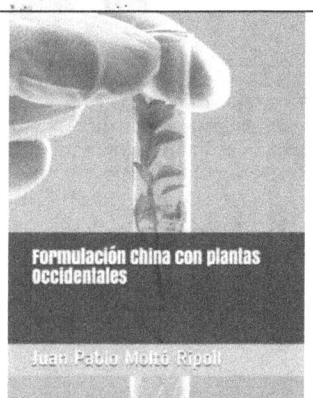	**Páginas:** **Edición:** 2020 **Precio** **Distribuido Amazon** **Papel:** 9.64 € **eBook:** 5.56 € **Tienda PNA:** **Digital:** **Papel:**	Este pequeño manual está diseñado como complemento de trabajo a las personas que están interesadas en el manejo de la formulación según la medicina china, y para tal fin el uso hierbas conocidas en occidente.
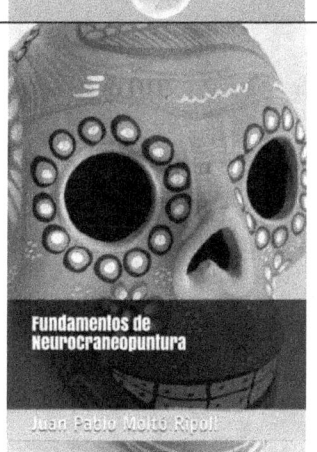	**Páginas:** **Edición** 2020 **Precio** **Distribuido Amazon** **Papel:** 24.46 € **eBook:** 13.35 € **Tienda PNA:** **Digital:** **Papel:** 20€	La NC es una técnica de neuroestimulación y Neuromodulación cerebral, que se define como una herramienta terapéutica capaz de favorecer la mejoría clínica y el reajuste funcional cerebral de pacientes con trastornos del sistema nervioso. Permite la estimulación fiable, muy poco dolorosa, e incruenta del tejido nervioso, además de normalizar la actividad cerebral de forma controlada.

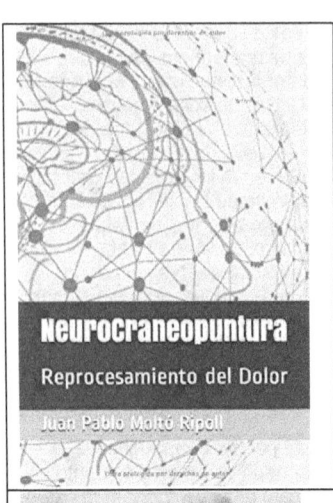	**Páginas:** **Edición:** 2020 **Precio** **Distribuido Amazon** Papel: 5.72 € eBook: 3.67 € **Tienda PNA:** Digital: Papel:	Nos encontramos ante un manual basado en la NeuroCraneopuntura. La NeuroCraneopuntura es una técnica de neuroestimulación y Neuromodulación cerebral, que se define como una herramienta terapéutica que podría favorecer la mejoría clínica y el reajuste funcional cerebral de pacientes con trastornos del sistema nervioso. Permite la estimulación fiable, muy poco dolorosa e incruenta del tejido nervioso
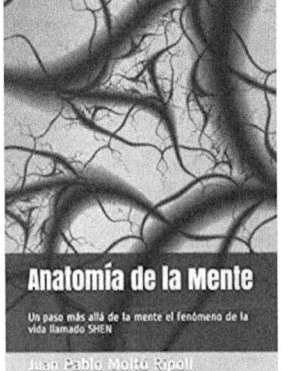	**Páginas:** 125 **Edición** 2020 **Precio** **Distribuido Amazon** Papel: 23.93€ eBook: 8.28 € **Tienda PNA:** Digital: Papel: 20€	Este libro de diagnóstico abarca dos especialidades importantísimas de la medicina china, a saber: el diagnóstico por el pulso y por la lengua.
	Páginas: 203 **Edición:** 2020 **Precio** **Distribuido Amazon** Papel: 14€ eBook: 8€ **Tienda PNA:** Digital: € Papel: €	En este ensayo intento explicar el concepto de la mente desde una perspectiva occidental, uniendo sobre todo las ultimas teorías sobre la influencia del cuerpo al proceso mental (Damasio, Porges etc…) para después introducir todo este conocimiento directamente al concepto del Shen de la cultura oriental

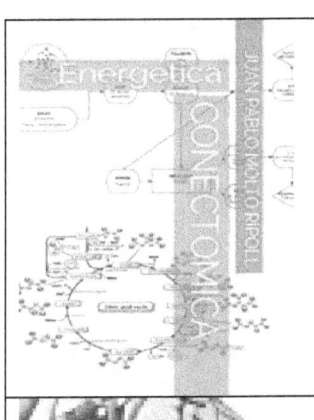	**Páginas:** 139 **Edición:** 2020 **Precio:** **Distribuido Amazon** **Papel:** 10 € **eBook:** 6.75 € **Tienda PNA:** **Digital:** **Papel:**	Libro en el cual el autor explica de forma precisa como los patrones de la MTCh se relacionan entre ellos, generado una red de conexiones que nos enseñan como el trastorno puede ir avanzando o reduciéndose. Necesario para entender la teoría sistémica de la MTCh
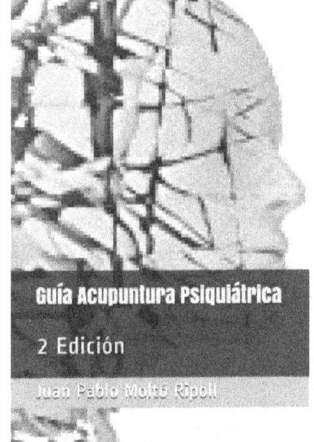	**Páginas:** 139 **Edición:** 2020 **Precio:** **Distribuido Amazon** **Papel:** 15.46€ **eBook:** 7.87 € **Tienda PNA:** **Digital:** **Papel:**	El presente trabajo quizá sea de esas herramientas imprescindibles para todo aquel clínico de la acupuntura y la psicoterapia, si lo entendemos como un manual de consulta realmente pragmático. Los puntos descritos en este trabajo están basados en un profundo estudio de toda la literatura tradicional que aborda el Shen-mente.
	AÑO 2019	
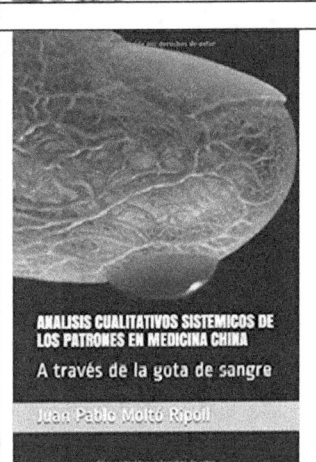	**Páginas**: 205 **Edición** 2019 **Precio** **Distribuido Amazon** **Papel:** 39€ **eBook**: 10 € **Tienda PNA:** **Digital:** *Libro en color*	Obra que sin duda le llevara a identificar cada patrón de la Medicina China en el análisis de una gota de sangre, a través de su coagulación.

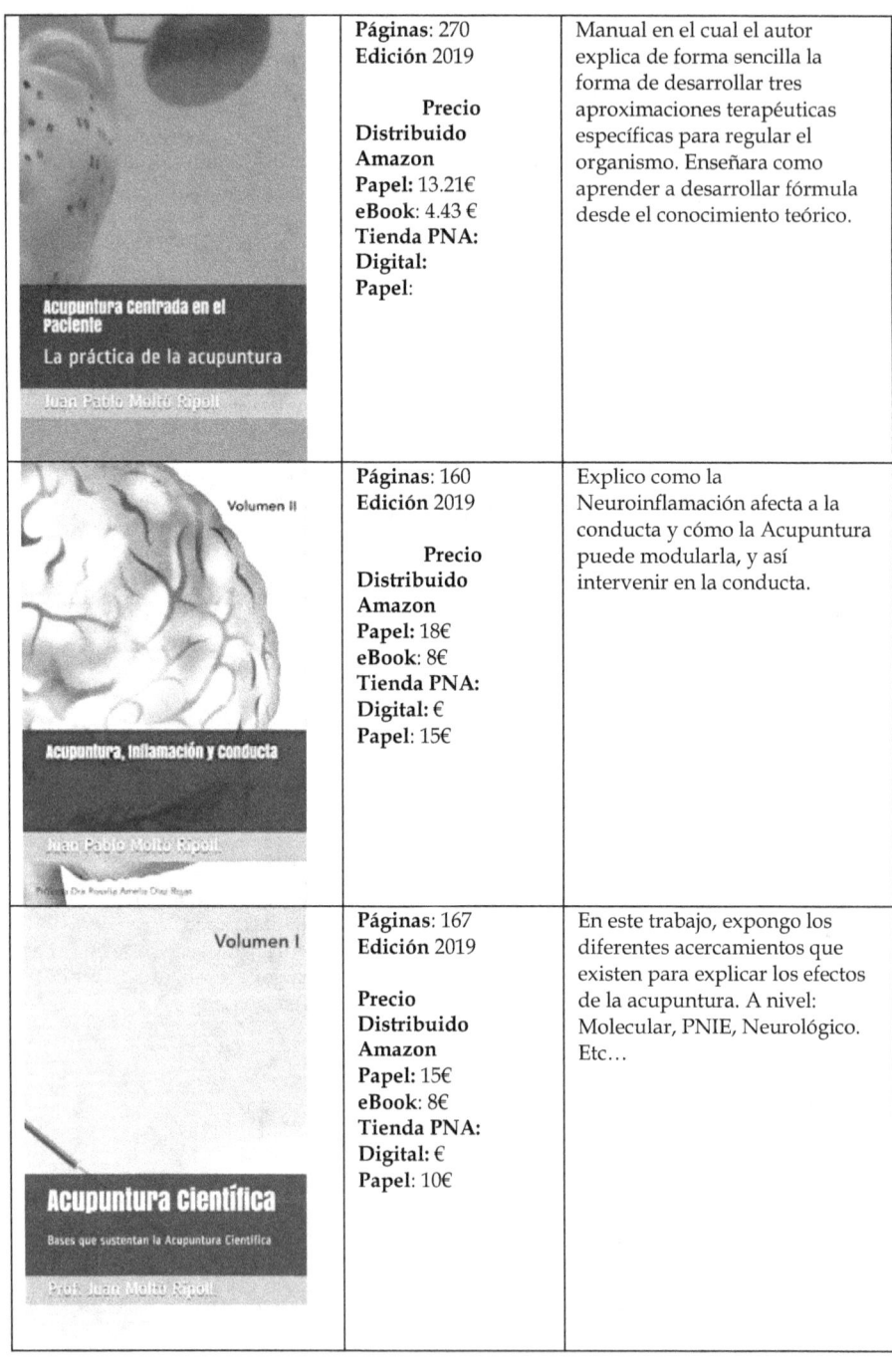

Acupuntura centrada en el paciente — La práctica de la acupuntura — Juan Pablo Moltó Ripoll	Páginas: 270 Edición 2019 Precio **Distribuido** **Amazon** Papel: 13.21€ eBook: 4.43 € **Tienda PNA:** Digital: Papel:	Manual en el cual el autor explica de forma sencilla la forma de desarrollar tres aproximaciones terapéuticas específicas para regular el organismo. Enseñara como aprender a desarrollar fórmula desde el conocimiento teórico.
Acupuntura, inflamación y conducta — Volumen II — Juan Pablo Moltó Ripoll	Páginas: 160 Edición 2019 Precio **Distribuido** **Amazon** Papel: 18€ eBook: 8€ **Tienda PNA:** Digital: € Papel: 15€	Explico como la Neuroinflamación afecta a la conducta y cómo la Acupuntura puede modularla, y así intervenir en la conducta.
Acupuntura científica — Bases que sustentan la Acupuntura Científica — Volumen I — Prof. Juan Moltó Ripoll	Páginas: 167 Edición 2019 Precio **Distribuido** **Amazon** Papel: 15€ eBook: 8€ **Tienda PNA:** Digital: € Papel: 10€	En este trabajo, expongo los diferentes acercamientos que existen para explicar los efectos de la acupuntura. A nivel: Molecular, PNIE, Neurológico. Etc…

		Páginas: 172 **Edición** 2019 **Precio** **Distribuido Amazon** **Papel**: 13€ **eBook**: 8€ **Tienda PNA:** **Digital**: € **Papel**: 10€	En esta obra presento de forma ordenada todos los síndromes/patrones comunes en la Medicina Tradicional China, imprescindible para la práctica de la Acupuntura.
	AÑO 2018		
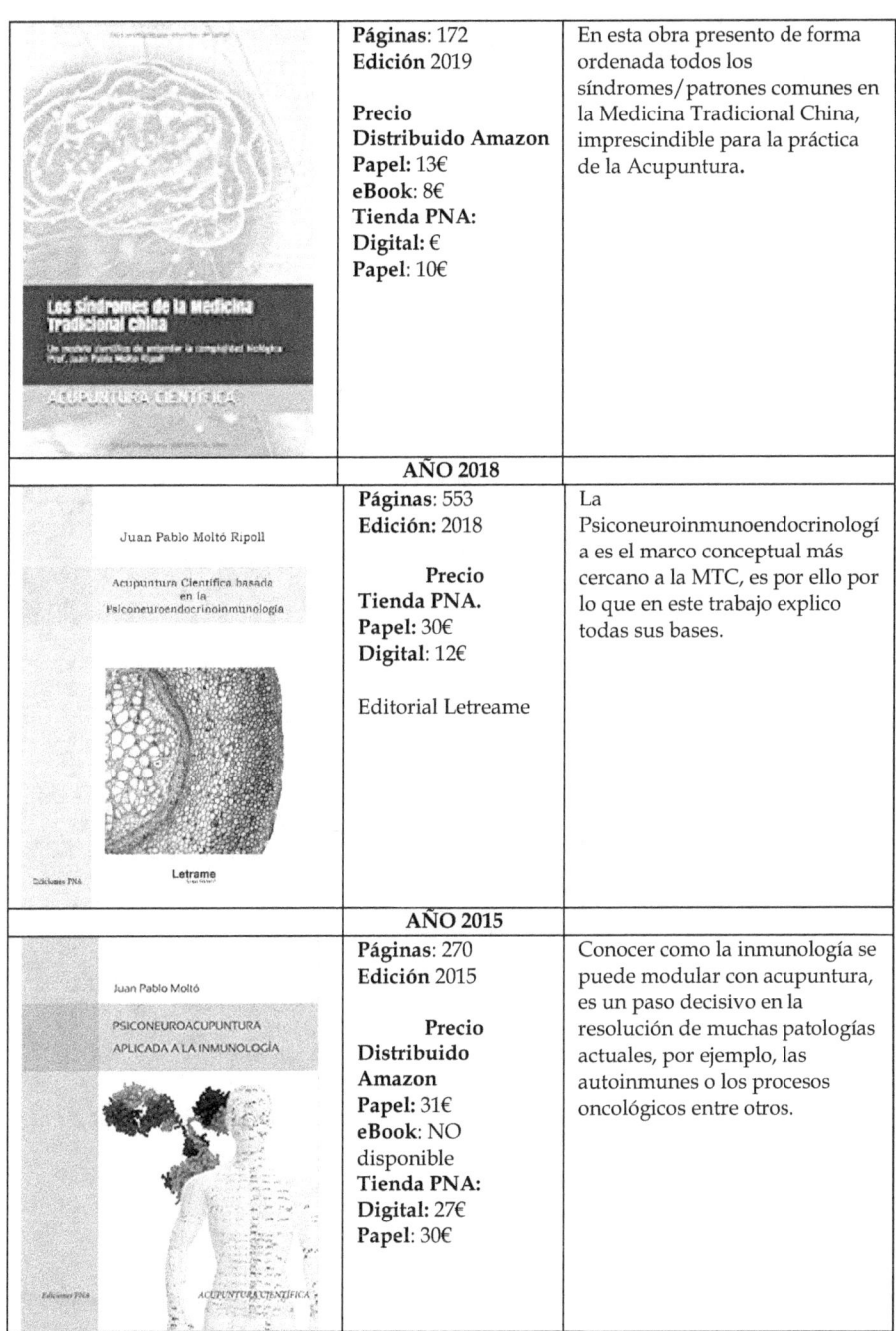		**Páginas**: 553 **Edición:** 2018 **Precio** **Tienda PNA.** **Papel**: 30€ **Digital**: 12€ Editorial Letreame	La Psiconeuroinmunoendocrinología es el marco conceptual más cercano a la MTC, es por ello por lo que en este trabajo explico todas sus bases.
	AÑO 2015		
		Páginas: 270 **Edición** 2015 **Precio** **Distribuido Amazon** **Papel**: 31€ **eBook**: NO disponible **Tienda PNA:** **Digital**: 27€ **Papel**: 30€	Conocer como la inmunología se puede modular con acupuntura, es un paso decisivo en la resolución de muchas patologías actuales, por ejemplo, las autoinmunes o los procesos oncológicos entre otros.

		Páginas: 140 **Edición** 2015 **Precio** **Distribuido Amazon** **Papel**: 16.70€ **eBook**: NO disponible **Tienda PNA**: **Digital**: € **Papel**: €	En este libro se explican que puntos son los más utilizados en Psicología y Psiquiatría. Desde una mirada de la sistemática de la medicina China.
		AÑO 2012	
		Páginas: **Edición**: 2012 **Precio** **Distribuido Amazon** **Papel**: **eBook**: **Tienda PNA**: **Digital**: **Papel**:	
		Páginas: **Edición**: 2012 **Precio** **Distribuido Amazon** **Papel**: 11.14 € **eBook**: **Tienda PNA**: **Digital**: **Papel**:	En este libro hablo de como podemos interpretar los sueños desde la PNA y a partir de ahí determinar cinco puntos específicos para su regulación.

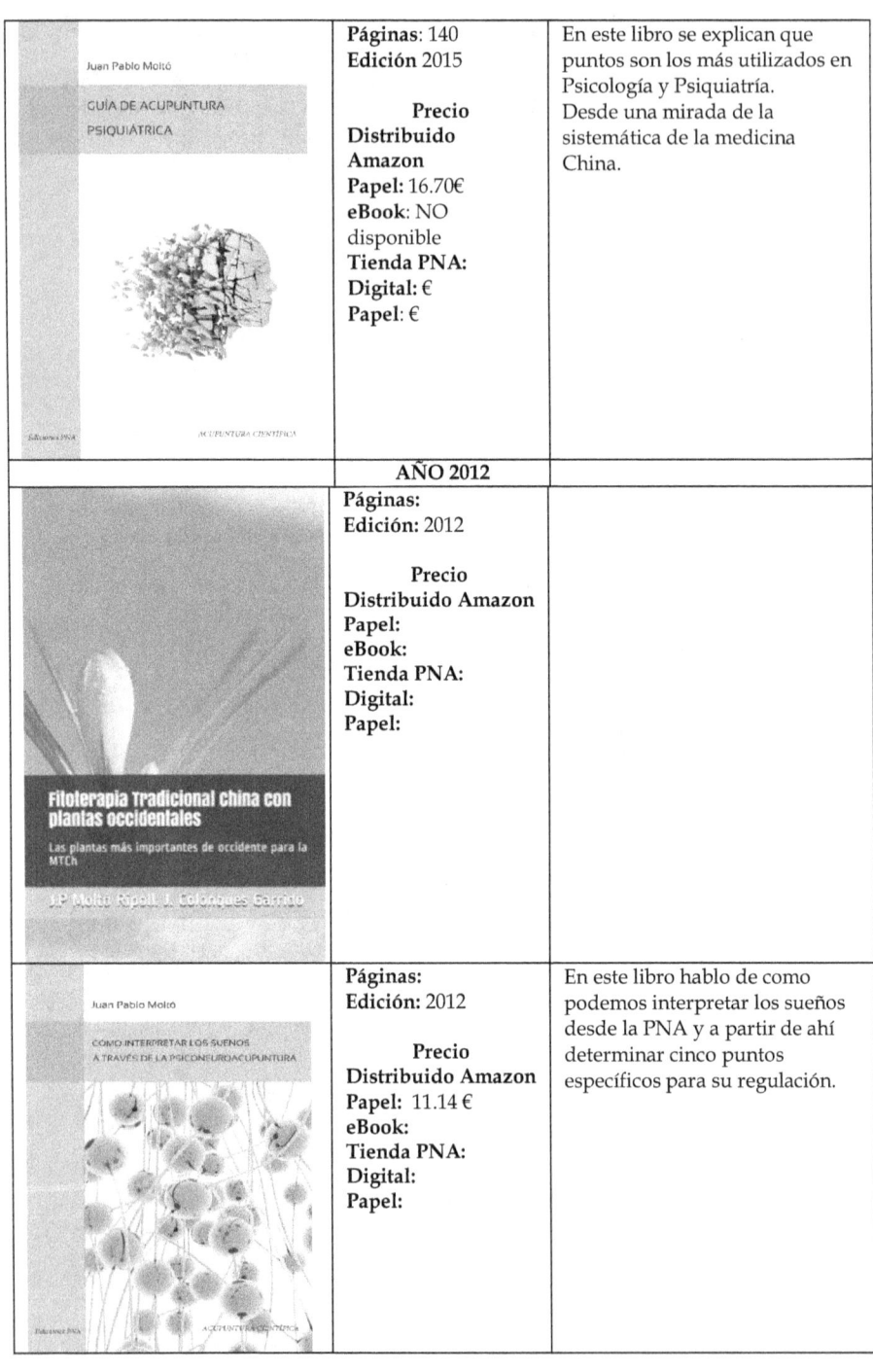

	Páginas: 150 **Edición:** 2012 **Precio** **Distribuido Amazon** **Papel:** 10.40€ **eBook:** No disponible **Tienda PNA:** **Digital:** **Papel:**	Manual que describe el enfoque general de la PNA. YA ESTA LA SEGUNDA EDICIÓN 2020
	AÑO 2008	
	Páginas: 230 **Edición:** 2008 **DESCATALOGADO**	Libro con teoría desfasada, se puede encontrar en Amazon, pero no lo recomiendo por su antigüedad, en los últimos esta todo mucho más actualizado.
	Páginas: 230 **Edición:** 2008 **DESCATALOGADO**	Libro con teoría desfasada, se puede encontrar en Amazon, pero no lo recomiendo por su antigüedad, en los últimos esta todo mucho más actualizado.

	Páginas: 230 Edición: 2008 DESCATALOGADO	Libro con teoría desfasada, se puede encontrar en Amazon, pero no lo recomiendo por su antigüedad, en los últimos esta todo mucho más actualizado.
	AÑO 2005	
	Páginas: 150 Edición: 2005 DESCATALOGADO	Libro con teoría desfasada, se puede encontrar en Amazon, pero no lo recomiendo por su antigüedad, en los últimos esta todo mucho más actualizado.
28 libros escritos		

AÑO 2021

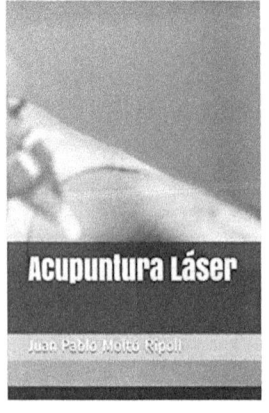

Este trabajo realizado en el 2021 trata sobre el efecto del láser como tratamiento. Basado en la visión de la Medicina Tradicional China.

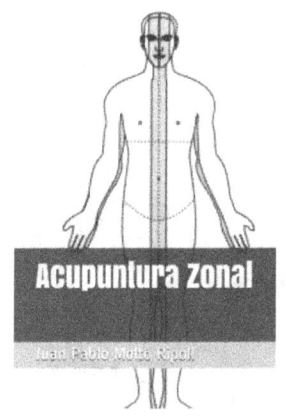

Este trabajo expone las virtudes de una de las técnicas más eficientes en el tratamiento de patologías asociadas al dolor e inflamación. Un manual sencillo, pero a la vez eficaz, necesario en el arsenal de cualquier acupuntor.

Contacto:

direccion@psiconeuroacupuntura.com

INFO: WAPP +34 607861099

CLINICAS ESPECIALIZADAS EN GINECOLOGÍA

A continuación, les comparto una de las clínicas en nuestro país especializada en Ginecología y acupuntura.

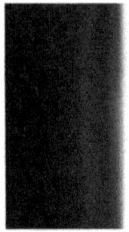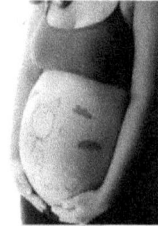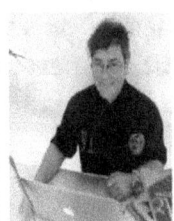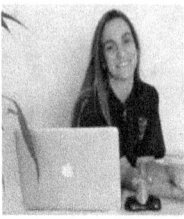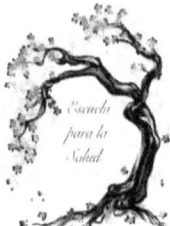

GINECOLOGÍA Y OBSTETRICIA con ACUPUNTURA

Menstruación
Fertilidad
Ginecología
Embarazo, Parto, Postparto
Menopausia

Cris Rodríguez, Matrona de parto respetado, Técnico Superior en Medicina China y responsable del departamento de Obstetricia y Ginecología en "Acupuntura para la salud"
Yolanda Dorado, Técnico Superior en Medicina China y Gerente del Centro "Acupuntura para la salud"

Centro en calle Iglesias n5. Pozuelo de Alarcon (Madrid)
Citas: 606 73 83 26

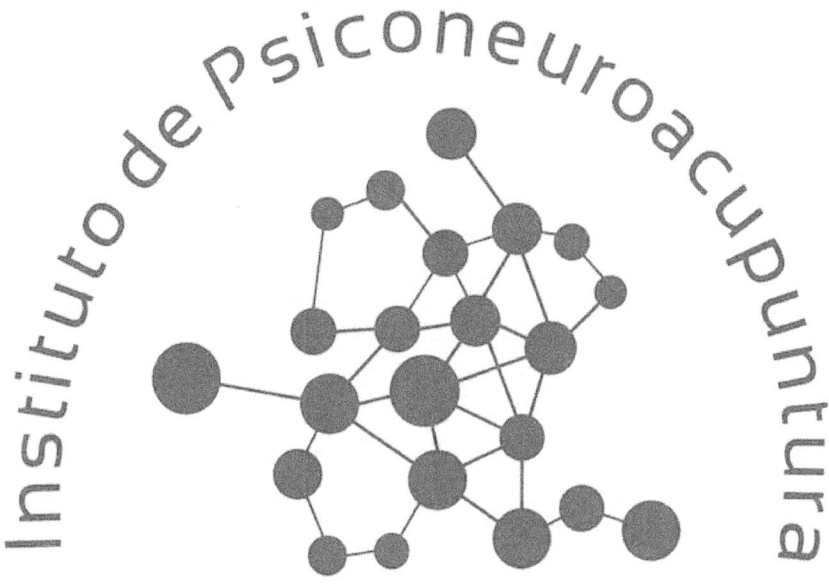

Terminado el 7, julio 2021
Cocentaina
Alicante

BIBLIOGRAFÍA.

[1] Ernst, E. (2000). Prevalence of use of complementary/alternative medicine: a systematic review. Bulletin of the world health organization, 78(2):258–266

[2] Green, B. and Johnson, C. (2015). The most common conditions presenting to the top provider-based complementary and alternative medicine therapies in the us adult population: 2012 national health interview survey. Journal of Chiropractic Medicine, 14(2):103

[3] Lam, C. N. and Soh-Leong, L. (2014). Traditional chinese medicine: A healing approach from the past to the future. Multicultural Approaches to Health and Wellness in America. Westport, CT: Praeger Publishers, pages 197–226.

[4] Tiedje, L. B. (1998). Alternative health care: An overview. Journal of Obstetric, Gynecologic & Neonatal Nursing, 27(5):557–562.

[5] Vas, J., Aguilar, I., Perea-Milla, E., and Méndez, C. (2007). Effectiveness of acupuncture and related techniques in treating non-oncological pain in primary healthcare–an audit. Acupuncture in Medicine, 25(1-2):41–46.

[6] GTN, G. d. T. N. (2008). Análisis de la situación de las terapias naturales. Dirección General de Ordenación Profesional. España.

[7] La acupuntura está en auge: los españoles cada vez confían más en la medicina de las agujas (20minutos.es)

[8] Dennehy, C., Tsourounis, C., Bui, L., and King, T. L. (2010). The use of herbs by california midwives. Journal of Obstetric, Gynecologic, & Neonatal Nursing, 39(6):684–693.

[9] Hall, H. G., Griffiths, D. L., and McKenna, L. G. (2011). The use of complementary and alternative medicine by pregnant women: a literature review. Midwifery, 27(6):817–824.

[10] Steel, A., Adams, J., Sibbritt, D., et al. (2011). Complementary and alternative medicine in pregnancy: a systematic review. Journal of the Australian Traditional Medicine Society, 17(4):205.

[11] R.Sheldrake, (2007) "De perros que saben que sus amos están camino de casa", Paidos.

[12] Yolanda D, Cristina R. (2020) Acupuntura en Emabarazo, parto y postparto. amazon

[13] Zita West. (2009) Acupuntura en el embarazo y el parto. elsevier

[14] Matsumoto, K., &Birch (1986). Extraordinary vessels. Paradigm Publications

[15] Juan Pablo Moltó Ripoll (2020). Acupuntura y Oncología. Editorial PNA

[16] JILL GREGORY / MOUNT SINAI HEALTH SYSTEM.

[17] Moltó Ripoll (2018). Hipótesis de los campos morfogenéticos y los meridianos. Editorial PNA.

[18] Guerreiro da Silva, J. B. (2014). Acupuncture in Pregnancy. Alternative & Integrative Medicine. 3 (3): http://dx.doi.org/10.4172/2327-5162.1000e114
[19] Clarkson, C. E., O'mahony, D. y Jones, D. E. (2015). Adverse event reporting in studies of penetrating acupuncture during pregnancy: a systematic review. Acta Obstetricia et Gynecologica Scandinavica. 94: 453–464. DOI: 10.1111/aogs.12587
[20] Witre Omar Padilla Padilla (2020) Puntos de acupuntura prohibidos durante el embarazo: ¿mito o realidad?,
[21] Forrester, M. (2003). Low back pain in pregnancy. Acupuncture In Medicine. 21(1-2):36-41
[22] Bossy, J. (1984). Atlas anatómico de los puntos de acupuntura. Masson. España.
[23] Betts, D. y Budds, S. (2011). 'Forbidden points' in pregnancy: historical wisdom? Acupunct Med. 29:137–139. DOI:10.1136/aim.2010.003814
[24] Forrester, M. (2003). Low back pain in pregnancy. Acupuncture In Medicine. 21(1-2):36-41
[25] Levett, K. M., Sutcliffe, K. L. y Betts, D. (2019). Using Forbidden Points in Pregnancy: Adverse Outcomes and Quality of Evidence in Randomized Controlled Trials—A Systematic Narrative Review. Medical Acupuncture.
[26] Carr, D. J. (2015). The safety of obstetric acupuncture: forbidden points revisited.
[27] Moltó Ripoll. J.P (2020). Acupuntura científica basada en la PNIE. Ediciones PNA
[28] Lee A, Chan SKC, Fan LTY (2015) Wrist PC6 acupuncture point stimulation to prevent nausea and vomiting after surgery
[29] Yolanda Dorado y Cristina Rodríguez (2021) Acupuntura en el embarazo.
[30] Zita West (2010) 2d Acupuntura en el embarazo y parto. Elsevier
[31] Moltó Ripoll Juan Pablo, (2021). Materia Medica de Herbolaria China con plantas Occidentales. Editorial PNA
[32] Zena Kocher (2019): Integración de la acupuntura para la preeclampsia con características graves y el síndrome HELLP en un entorno de atención anteparto de alto riesgo.
[33] Beatriz López Garrido (2018) Acupuntura en el embarazo, parto y postparto. Universidad de Alcala
[34] Magann, E. F., Evans, S., Chauhan, S. P., Lanneau, G., Fisk, A. D., and Morrison, J. C. (2005). The length of the third stage of labor and the risk of postpartum hemorrhage. Obstetrics & Gynecology, 105(2):290–293.
Magann, E. F., Lutgendorf, M. A., Keiser, S. D., Porter, S., Siegel, E. R., McKelvey, S. A., and Morrison, J. C. (2013). Risk factors for a prolonged third stage of labor and postpartum hemorrhage. Southern medical journal, 106(2):131–135.
[35] Oyelese, Y. and Ananth, C. V. (2010). Postpartum hemorrhage: epidemiology, risk factors, and causes. Clinical obstetrics and gynecology, 53(1):147–156
[36] Claudia, F. (2008). Atlas of acupuncture. Elsevier, München.
[37] Chauhan, P., Gasser, F., and Chauhan, A. (1998). Clinical investigation on the use of acupuncture for treatment of placental retention. American journal of acupuncture, 26(1):19–25.

[38] Römer, A. and Seybold, B. (2003). Acupuncture in obstetrics. Geburtshilfe Frauenheilkd, 63(4):274–279.
[39] Bobić, M. V. and Habek, D. (2012). Treatment of retained placenta with acupuncture. International Journal of Gynecology & Obstetrics, 116(1):80
[40] Tsuei JJ, Lai YF..Induction of labour by acupuncture and electrical stimulation.. Obstet Gynecol. , 43 (1974), pp. 337-42
[41] Tsuei JJ, Lai Y, Sharma SD..
The influence of acupuncture stimulation during pregnancy: the induction and inhibition of labour..Obstet Gynecol. , 50 (1977), pp. 479-8
[42] Modlock J, Nielsen BB, Uldbjerg N..
Acupuncture for the induction of labour: a double-blind randomised controlled study..BJOG. , 117 (2010), pp. 1255-61
[43] Deadman P, Mazin AK, Baker K..Manual of Acupuncture..
, Journal of Chinese Medicine Publications (East Sussex, England), pp. 2001
[44] Estrategia de atención del parto normal en el Sistema Nacional de Salud.. Madrid.., Ministerio de Sanidad y Consumo pp. 2008
[45] Hannah ME, Hannah WJ, Hewson SA, Hodnett ED, Saigal S, Willan AR..
Planned caesarean section versus planned vaginal birth for breech presentation at term: a randomised multicentre trial..
Lancet. , 356 (2000), pp. 1375-83
[46] Habek D, Cerkez Habek J, Jagust M..Acupuncture conversion of fetal breech presentation..Fetal Diagn Ther. , 18 (2003), pp. 418-21
[47] Guittier MJ, Pichon M, Dong H, Irion O, Boulvain M..Moxibustion for breech version: a randomized controlled trial.. Obstet Gynecol. , 114 (2009), pp. 1034-4
[48] Mayande A, Grabowska C..Factors affecting the success of moxibustion in the management of a breech presentation as a preliminary treatment to external cephalic version..Midwifery. , 25 (2009), pp. 774-80
[49] West Z..Acupuntura en el embarazo y el parto. 2..ª ed. , Elsevier (Barcelona), pp. 2010
[50] MTC ESd. Medicina China para el post-parto España: Fundación Europea de MTC; 2010
[51] 安佩 ĀP. Acupuntura y Medicina Tradicional, LACTANCIA MATERNA Y PÉRDIDA DE PESO CON MTC: Chinese Medicine Times; 2012.
[52] Moltó Ripoll. Juan Pablo (2020) Acupuntura Estética. Editorial PNA.
[53] Tornés DAM. Acupuntura en el mantenimiento de la lactancia materna en interconsultas de pediatría Santiago de Cuba: Rev Cubana; 2015
[54] Luo L. Acupuntura explicada punto por punto: SELECTOR; 2016.
[55] Yu-Lin Lian (2005). Atlas gráfico de acupuntura. Konemann
[56] Carl-Hermann Hempen Toni Fischer. (2010). Elsevier Masson
[57] Borud E, Grimsgaard S, White A. Menopausal problems and acupuncture. Auton Neurosci 2010;157:57-62.

[58] Sturdee DW. The menopausal hot flushVanything new? Maturitas 2008;60:42-49.

[59] Collin E, Frechilla D, Pohl M, et al. Opioid control of the release of calcitonin geneYrelated peptide-like material from the rat spinal cord in vivo. Brain Res 1993;609:211-222.

[60] Wyon Y, Frisk J, Lundeberg T, Theodorsson E, Hammar M. Postmenopausal women with vasomotor symptoms have increased urinary excretion of calcitonin geneYrelated peptide. Maturitas 1998;30:289-294

[61] Wyon Y, Lindgren R, Lundeberg T, Hammar M. Effects of acupuncture on climacteric vasomotor symptoms, quality-of-life, and urinary-excretion of neuropeptides among postmenopausal women. Menopause 1995;2:3-12.

[62] Borud EK, Alraek T, White A, et al. The Acupuncture on Hot Flushes Among Menopausal Women (ACUFLASH) study, a randomized controlled trial. Menopause 2009;16:484-493.

[63] Cho SH, Whang WW. Acupuncture for vasomotor menopausal symptoms: a systematic review. Menopause 2009;16:1065-1073.

[64] Dodin S, Blanchet C, Marc I, et al. Acupuncture for menopausal hot flushes. Cochrane Database Syst Rev 2013;7:CD007410.

[65] Moffet HH. Sham acupuncture may be as efficacious as true acupuncture: a systematic review of clinical trials. J Altern Complement Med 2009; 15:213-216.

[66] Lund I, Lundeberg T. Are minimal, superficial or sham acupuncture procedures acceptable as inert placebo controls? Acupunct Med 2006;24:13-15

[67] Benedetti F, Arduino C, Amanzio M. Somatotopic activation of opioid systems by target-directed expectations of analgesia. J Neurosci 1999; 19:3639-3648. 48.

[68] Amanzio M, Benedetti F. Neuropharmacological dissection of placeboanalgesia: expectation-activated opioid systems versus conditioningactivatedspecific subsystems. J Neurosci 1999;19:484-494

[69] Xie ZY, Peng ZH, Yao B, et al. The effects of acupuncture on pregnancy outcomes of in vitro fertilization: A systematic review and meta-analysis. BMC Complement Altern Med. 2019;19(1):131.

[70] hen C, Wu M, Shu D, Zhao X, Gao Y. The role of acupuncture in in vitro fertilization: A systematic review and meta-analysis. Gynecol Obstet Invest. 2015;79(1):1–12.

[71] Qian Y, Xia XR, Ochin H, et al. Therapeutic effect of acupuncture on the outcomes of in vitro fertilization: A systematic review and meta-analysis. Arch Gynecol Obstet. 2017;295(3):543–558.

[72] Anderson BJ, Haimovici F, Ginsburg ES, Schust DJ, Wayne PM. In vitro fertilization and acupuncture: Clinical efficacy and mechanistic basis. Altern Ther Health Med. 2007;13(3):38–48

[73] Zegers-Hochschild F, Adamson GD, Dyer S, et al. The International Glossary on Infertility and Fertility Care, 2017. Hum Reprod. 2017;32(9):1786–1801.

[74] Hanson B, Johnstone E, Dorais J, Silver B, Peterson CM, Hotaling J. Female infertility, infertility-associated diagnoses, and comorbidities: A review. J Assist Reprod Genet. 2017; 34(2):167–177.

[75] Bayer SR, Alper MM. Boston IVF Handbook of Infertility: A Practical Guide for Practitioners Who Care for Infertile Couples. London: CRC Press; 2007.
[76] Anderson BJ, Haimovici F, Ginsburg ES, Schust DJ, Wayne PM. In vitro fertilization and acupuncture: Clinical efficacy and mechanistic basis. Altern Ther Health Med. 2007;13(3):38–48.
[77] kechebelu JI, Eleje GU, Ibadin K, Joe-Ikechebelu NN, Nwaefulu K, Okwelogu SI. Outcome of in vitro fertilization procedure at a private fertility center in Nnewi, South-East Nigeria. Afr J Infertility Assist Conception. 2016;1(1):2–5.
[78] Farquhar C, Marjoribanks J, Brown J, et al. Management of ovarian stimulation for IVF: Narrative review of evidence provided for World Health Organization guidance. Reprod Biomed Online. 2017;35(1):3–16.
[79] Gillerman K, Kulkarni A, Shah A, Gudi A, Homburg R. The impact of acupuncture on IVF success rates: A randomised controlled trial. Fertil Sci Res. 2019;5(2):48–54. 15.
[80] Smith CA, de Lacey S, Chapman M, et al. Effect of acupuncture vs sham acupuncture on live births among women undergoing in vitro fertilization: A randomized clinical trial. JAMA. 2018;319(19):1990–1998.
[81] Xie ZY, Peng ZH, Yao B, et al. The effects of acupuncture on pregnancy outcomes of in vitro fertilization: A systematic review and meta-analysis. BMC Complement Altern Med. 2019;19(1):131.
[82] C, Wu M, Shu D, Zhao X, Gao Y. The role of acupuncture in in vitro fertilization: A systematic review and meta-analysis. Gynecol Obstet Invest. 2015;79(1):1–12
[83] Qian Y, Xia XR, Ochin H, et al. Therapeutic effect of acupuncture on the outcomes of in vitro fertilization: A systematic review and meta-analysis. Arch Gynecol Obstet. 2017;295(3):543–558.
[84] C, Wu M ... ídem
[85] Qian Y, Xia ... Ídem
[86] Jing L, Wei C, Wei S, Ji W. Effect of electroacupuncture on egg quality and tumor necrosis factor-a of patients with polycystic ovarian syndrome. World J Acupunct Moxibustion. 2014;24(3):9–15.
[87] Moltó Ripoll. Juan Pablo (2019) Acupuntura basada en PNIE. Ediciones PNA.
[88] Smith CA, Grant S, Lyttleton J, Cochrane S. Using a Delphi consensus process to develop an acupuncture treatment protocol by consensus for women undergoing assisted reproductive technology (ART) treatment. BMC Complement Altern Med. 2012;12:88.
[89] Jing L, Wei C, Wei S, Ji W. Effect of electroacupuncture on egg quality and tumor necrosis factor-a of patients with polycystic ovarian syndrome. World J Acupunct Moxibustion. 2014;24(3):9–15
[90] Seto MT, Cheung KW, Lo TK, Ng EH. Pregnancy outcomes of women randomized to receive real versus placebo acupuncture on the day of fresh or frozen-thawed embryo transfer. Eur J Obstet Bynecol Reprod Biol. 2017;218:119–122.
[91] Qu F, Wang FF, Wu Y, et al. Transcutaneous electrical acupoint stimulation improves the outcomes of in vitro fertilization: A prospective, randomized and controlled study. Explore (NY). 2017;13(5):306–312.

[92] Morin SJ, Frattarelli JL, Franasiak JM, Juneau CR, Scott Jr RT. Laser acupuncture before and after embryo transfer improves in vitro fertilization outcomes: A four-armed randomized controlled trial. Med Acupunct. 2017;29(2):56–65

www.ingramcontent.com/pod-product-compliance
Lightning Source LLC
Chambersburg PA
CBHW060828220526
45466CB00003B/1025